HEYNE <

JÖRG ZITTLAU

DIE HEILENDE KRAFT DER BIENEN

SANFT HEILEN MIT
HONIG, PROPOLIS, GELÉE ROYALE
UND CO.

WILHELM HEYNE VERLAG
MÜNCHEN

MIX
Papier aus verantwortungsvollen Quellen
FSC® C014496

Verlagsgruppe Random House FSC® N001967

3. Auflage

Redaktion: Katy Albrecht
Umschlaggestaltung: Eisele Grafik-Design, München,
unter Verwendung eines Motivs von Shutterstock / Midori9813
Druck und Bindung: GGP Media GmbH, Pößneck
Printed in Germany
ISBN: 978-3-453-60525-1

www.heyne.de

Inhalt

Vorwort: Die Biene und ihre Medizin 9

Teil I

1. Ein ganz besonderes Insekt:
   Die Biologie der Biene 15
2. Eines der ältesten Haustiere überhaupt:
   Die Geschichte der Imkerei 26
3. Hausinsekt und Heilmittellieferant:
   Die Geschichte der Apitherapie 38

Teil II

4. Der Arzneikoffer der Bienen:
   Die Heilmittel der Apitherapie 57
   Bienenbrot und Pollen: Balsam für Prostata und Knochen 57
   Bienengift: Heilkraft aus dem Stachel 75
   Bienenluft: Gesunde Brise aus dem Bienenstock 96
   Bienenwachs: Von der Wabe zum Antibiotikum 100
   Gelée royale: Die Medizin der Königin 115
   Honig: Wundheiler, Jungbrunnen und Sportlernahrung 133
   Propolis: Kein Harz für Keime 159

Teil III

5. Mit Bienentherapie heilen: Von A bis Z 177
Abwehrschwäche (Immunschwäche) 177
Akne 179
Aphthen 184
Arteriosklerose und ihre Folgeerkrankungen 187
Arthritis 191
Augenlidrandentzündung (Blepharitis) 194
Blasenentzündung 197
Blutarmut (Anämie) 200
Erkältungen (mit Husten und Schnupfen) 203
Fußpilz-Symptome 209
Gastritis (Magenschleimhautentzündung) 211
Hautekzeme (Dermatitis) 215
Herpes (Lippenherpes) 220
Heuschnupfen 222
Krebsvorsorge 226
Metabolisches Syndrom 229
Mundgeruch 232
Muskelkater 234
Nervosität und Schlafstörungen 237
Rückenschmerzen 241
Sinusitis (Nebenhöhlenentzündung) 244
Venenerkrankungen 247
Verbrennungen 250
Wechseljahresbeschwerden 253
Zahnfleischentzündung (Gingivitis) 256

Anhang

Literaturverzeichnis 263

Register 269

Vorwort: Die Biene und ihre Medizin

Honig wohnt in jeder Blume, Freude an jedem Orte, man muß nur, wie die Biene, sie zu finden wissen.

HEINRICH VON KLEIST (1777 – 1811)

Kaum ein Tier fasziniert den Menschen schon so lange wie die Biene. Ihr Fleiß, ihre Disziplin und Opferbereitschaft, ihre perfekte Organisation, ihre Bedeutung für die Pflanzenwelt, ihr leckerer Honig begeistern uns immer wieder. Und nicht zuletzt ist da noch ihre Bedeutung für unsere Gesundheit.

Denn neben dem Honig können praktisch auch alle anderen Bienenprodukte einen medizinischen Nutzen für uns haben, vom Bienenbrot über Gelée royale, Wachs und Propolis bis zum Stachelgift. Sie bilden die Säulen der *Apitherapie*, die man am besten als Bienentherapie übersetzt. Ihre medizinhistorischen Wurzeln reichen zurück bis in die Antike und die uralten Gesundheitslehren Asiens, vom Ayurveda bis zur Traditionellen Chinesischen Medizin. Wer einmal gesehen hat, wie ein japanischer Apitherapeut mit einem Bienenstachel die Mundschleimhaut seines Patienten punktiert, den überfällt vielleicht einerseits ein gewisser Schauer der Furcht. Andererseits ahnt er aber auch: So etwas macht nur jemand, der weiß, was er tut, weil es vor ihm schon jahrhundertelang andere Therapeuten gemacht haben und dabei offenbar Erfolg hatten.

Wobei wir jedoch festhalten müssen: Die Bienentherapie gehört zu den Verfahren der Alternativmedizin, die nicht nur aus einem reichhaltigen historischen Fundus, sondern auch aus einer soliden wissenschaftlichen Studienlage schöpfen können. Hochburgen der Apitherapie-Forschung sind Japan, China, Indien, Pakistan, Malaysia, der Iran und die arabischen Länder, aber es kommen auch diverse Studien aus Deutschland, Polen, Norwegen, Italien und den USA. Sie liefern Belege dafür, dass »Doktor Biene« keine Legende ist, sondern auch realistische Alternativen für das Behandeln und Vorbeugen von Krankheiten zu bieten hat. Die wissenschaftlichen Studien zur Apitherapie werden in diesem Buch ausgiebig gewürdigt und so dargestellt, dass sie für jedermann verständlich sind – und wer tiefer in die Materie eintauchen will, kann im detaillierten Literaturverzeichnis nachschlagen.

Trotzdem stellt sich die Frage, *warum* eigentlich die Bienenprodukte einen so starken Einfluss auf unsere Gesundheit haben. Was man als Antwort sicherlich ausschließen kann, dass sie für unsere Zwecke hergestellt werden. Denn die Biene arbeitet und produziert nicht für uns, sondern für sich und ihr Volk; wir sind nur diejenigen, die sich bei ihr bedienen und dabei – wie man ja mittlerweile nur zu gut weiß – nicht einmal besonders nett zu ihr sind. Ihre Produkte haben also zunächst die Absicht, ihr selbst zu dienen, und im Nebeneffekt nutzen sie eben auch uns. *Was* aber ist es genau, was diesen Effekt ausmacht?

Die Antwort ist, dass die Biene mit ihren Produkten als verlängerter Arm der Heilpflanzenkunde, also der Phytotherapie, fungiert. Zwar wird diese schon seit Langem von uns geschätzt, doch oft stehen wir bei Heilkräutern vor dem Problem, dass ihre Wirkstoffe nicht vollends von uns verwertbar und teilweise sogar problematisch für uns sind. Man denke nur an die ätherischen Öle von Manuka, Pfefferminze, Thymian und Eukalyptus, die bei der Teezubereitung ziemlich zügig verdampfen oder sogar zu ätzend sind, als dass wir sie einfach so verzehren sollten. Oder an die fetthaltigen Substanzen von Kamille und Ringelblume, die sich in Wasser gar nicht lösen können und daher für einen Aufguss kaum geeignet sind. Ganz zu schweigen davon, dass frisch gepflückte Pflanzen nur eine begrenzte Haltbarkeit haben. So wird aus der geernteten Kamille schon bald »eine olle Kamelle«, von der niemand mehr etwas wissen will.

Durch die Biene werden diese Probleme weitgehend gelöst. Denn erstens sammelt sie in Gestalt der Pollen und des Honigtaus schon ein besonderes Extrakt, also quasi das Beste der jeweiligen Pflanzen ein; und zweitens fügt sie ihnen noch Enzyme aus ihrem eigenen Sortiment hinzu, durch die das pflanzliche Produkt konserviert, gut verwertbar und (im Falle des Honigs) auch schmackhaft für uns wird. Man könnte also sagen, dass die Biene dafür sorgt, dass Heilpflanzen noch besser für uns werden, als sie ohnehin schon sind. Eine Ausnahme bildet dabei allerdings ihr Gift, das eine echte Bienen-Eigenkreation ist und uns bekanntermaßen sehr wehtun kann. Nichtsdestoweniger können wir es für uns nutzen, wenn wir es vorsichtig und sparsam dosieren und gezielt dort einsetzen, wo wir es wollen. Vorausgesetzt natürlich, dass wir nicht allergisch darauf reagieren.

Ansonsten aber heißt Apitherapie, dass sie die Kraft der Heilpflanzen in besonderem Maße für uns nutzbar macht und noch eine eigene Portion »Biene« hinzu gibt. Welche ihrer Mittel dabei für welche Krankheiten angezeigt sind, werde ich Ihnen in diesem Buch detailliert vorstellen. Und auch, wo man Bienenprodukte einkauft, wie man sie zubereitet und was dabei zu beachten ist, damit sich der gewünschte Effekt einstellt. Denn selbst wenn wir am großen Heilmittelschatz der Bienen teilhaben dürfen, können wir leider von ihnen keine Tipps erwarten, wie wir ihre Mittel zu verwenden haben. Dieses Buch soll deshalb ihr Sprachrohr sein.

Teil I

1. Ein ganz besonderes Insekt: Die Biologie der Biene

Schon die Dinos hörten sie summen

Als der Tyrannosaurus Rex seine gigantischen Zähne in den Nacken des Stegosaurus hineinschlug, ertönte ein gewaltiges Brüllen. Und man hörte das Brechen von Knochen und Zähnen. Das Opfer versuchte noch, sich aufzurichten. Doch es war zu geschwächt, durch all die Bisse, die ihm der Raubsaurier vorher schon beigebracht hatte. Dann wurde es still. Totenstill. Nur irgendwo weiter hinten hörte man ein unentwegtes Summen. Und man sah emsig arbeitende Insekten, die von Blüte zu Blüte flogen, unbeeindruckt vom Spektakel, das um sie herum stattfand. Als Biene lässt man sich nämlich durch nichts und niemanden in seiner Arbeit stören, also auch nicht von Dinosauriern. Als ob sie ahnten, dass noch eine Zeit kommen würde, in der sie von einem zweibeinigen Säugetier mit großem Hirn und Vernichtungswillen gestört wird. Doch damals, vor rund 100 Millionen Jahren, war davon nicht einmal ansatzweise etwas zu spüren. Es gab die Dinosaurier, die Bienen und noch sehr viel anderes Leben, aber noch nicht den Störenfried Mensch, der das alles im Handstreich vernichten konnte.

Das älteste Fossil einer Biene wurde – in Bernstein eingebettet – im US-Staat Jersey gefunden und als *Cretotrigona prisca* bezeichnet. Der Fund ist vermutlich 75 bis

92 Millionen Jahre alt, aber wahrscheinlich gab es die Bienen schon früher. Man weiß, dass es bereits vor 110 Millionen Jahren Blütenpflanzen gab, die sich mit süßen Säften attraktiv machten, um von Insekten bestäubt zu werden oder ihren Pollen an sie zum Weitertransport abzugeben. Das können zwar auch Käfer leisten, doch einige Pflanzen versteckten ihren Nektar – wie fossile Funde belegen – auch in tiefen Kelchen, und dort konnte ihn eigentlich nur die Biene mit ihrem langen Rüssel erreichen.

In jedem Falle gibt es die Biene schon enorm lange, was konkret bedeutet, dass sie selbst und das, was sie schon seit Jahrmillionen tut, echte Erfolgsprojekte der Evolution sind. Vom Menschen und dem, was er tut, kann man das nicht behaupten. Es gibt ihn gerade mal seit 300.000 Jahren, was sich im Verhältnis zur Geschichte der Biene wie eine Sekunde zu einer Minute ausnimmt.

Mehr als nur ein Honigträger

Bei der Biene, über die wir in der Regel sprechen, handelt es sich genau genommen um »Apis«, die Gattung der Honigbienen. Sie besteht aus zwölf staatenbildenden Arten, von denen die westliche Honigbiene *Apis mellifera* seit jeher die größte Bedeutung für den Menschen hat. Wobei das *mellifera* im Namen eigentlich überholt ist. Denn dieser lateinische Begriff bedeutet eigentlich »die Honigtragende«, weil man früher glaubte, dass dem Bienenschwarm nur eine Transportrolle zukäme und die Süßspeise bereits fertig von den Pflanzen hergestellt würde. Inzwischen weiß man, dass die Biene den Blütennektar nicht nur aufnimmt, sondern auch in ihrem Magen enzymatisch verarbeitet und mit anderen Wirkstoffen versetzt. Honig ist also sehr wohl ein Bienenprodukt. Deswegen sprechen die meisten Zoologen auch von *Apis mellifica*, also der »Honigmachenden«. *Apis mellifera* wird aber auch noch verwendet.

Ein echter Win-win-Pakt

Die gemeinsame Evolution von Blütenpflanzen und Bienen zeigt anschaulich, wie sich zwei Lebewesen exakt aufeinander einspielen und sich einer dem anderen so perfekt anpasst, dass beide den größtmöglichen Nutzen voneinander haben. Ihr »Deal« besteht darin, dass die Pflanze den Bienen nahrhaften Nektar anbietet, die dafür beim Tanken an der Nektarquelle Pollen der Blüte aufnimmt und zu anderen Blüten bringt, um sie zu befruchten. Der Vorteil für die Biene: Sie bekommt energiereiche Nahrung. Der Vorteil für die Pflanze: Sie kann die energiefressende Produktion ihrer Pollen zurückfahren, weil sie nicht mehr auf Transportwege wie etwa den Wind angewiesen ist, die stark vom Zufall abhängig sind. Interessant sind die evolutionären Details, in denen sich beide aufeinander abgestimmt haben. So hat die Biene viele Borsten auf ihrem Körper entwickelt, in denen sich die Pollen besser verfangen können; und die Pflanzen bekamen Blüten mit tiefen Nektarkelchen und Staubfäden, sodass nur Bienen dort hineinkommen, denen wiederum ihrerseits eigens dafür ein langer Rüssel wuchs.

Ganz anders als eine Wespe

Die Körperlänge der Honigbiene beträgt 15 bis 18 Millimeter bei der Königin, 13 bis 16 Millimeter bei den Drohnen und 11 bis 13 Millimeter bei den Arbeiterinnen. Letztere erreichen ein Durchschnittsgewicht von 82 Milligramm, während die Königin auch schon mal auf bis zu 300 Gramm kommen kann. Die Grundfarbe der Westlichen Honigbiene ist Braun, also nicht schwarz-gelb gestreift, wie oft behauptet wird. Solche Vorstellungen resultieren aus einer Verwechslung mit der Wespe.

Ein weiterer Unterschied besteht in der Behaarung. Die fehlt bei der Wespe praktisch völlig, während sie bei der Biene sehr stark ausgeprägt ist. Übertroffen wird sie dabei allerdings noch von der Hummel. Und wie bei der Biene hat auch hier das Haarkleid den Sinn, dass sich darin beim Blütenbesuch die Pollen verfangen sollen. Dieser Aspekt steht bei der Wespe eher im Hintergrund, da sie deutlich seltener eine Blüte besucht und ihre Nahrung auch als Raubinsekt oder in Mülltonnen und Limonadenflaschen oder als ungeliebter Besucher von Grillfesten ergattert.

Nur eine vermehrt sich

Der Honigbienenstaat besteht aus 10.000 bis 60.000 Mitgliedern. Die meisten davon sind Arbeiterinnen, die in der Regel unfruchtbar sind. Die Fortpflanzung ruht in erster Linie auf den Schultern der Königin, die am Tag bis zu 3.000 Eier legt. Sie können befruchtet und unbefruchtet sein: Aus den befruchteten schlüpfen Arbeiterinnen und Königinnen; aus den unbefruchteten die Drohnen. Deren Lebenssinn besteht ausschließlich darin, die Königin zu befruchten. Ist es ihnen gelungen, sterben sie. Und diejenigen Drohnen, denen es nicht gelungen ist, werden von den Arbeiterinnen vertrieben und verhungern. Zoologen und Imker nennen das gerne die »Drohnenschlacht«.

Nach dem Stich …

Wenn eine Biene mit ihrem Giftstachel zusticht, ist das ihr sicherer Tod. Denn ihr Stachel besitzt Widerhaken, sodass sie ihn nicht mehr herausziehen kann. Stattdessen wird er komplett aus dem Unterkörper herausgerissen, und das Tier erleidet schwerste Verletzungen. Die Wespe kann hingegen mehrmals zustechen, weil sie ihre Waffe wieder aus dem Körper des Opfers herausziehen kann. Der evolutionäre Sinn hinter diesem Unterschied ist, dass der Stich der Biene komplett der Verteidigung des Bienenstaates dient, der als Ganzes über dem Individuum steht. Die Wespe hingegen sticht, um sich als Individuum zu schützen oder sogar, um Beutetiere zu erlegen; danach zu sterben hätte für sie keinen Sinn.

Perfekte Arbeitsteilung

Das herausragende Merkmal der Honigbiene besteht in der Ausbildung von Staaten, die durch ein perfektes System der Arbeitsteilung erhalten werden. In ihrem Zentrum steht die Königin, die aber im eigentlichen Sinne keine Herrscherin über ihr Volk ist, sondern eine Stockmutter und Eierproduzentin. Sie ist das einzige voll entwickelte Weibchen im Staat.

Die übrigen Mitglieder des Staates bestehen in erster Linie aus Arbeiterinnen, die in ihrem etwa vierzigtägigen Leben unterschiedliche Aufgaben wahrnehmen, und zwar abhängig von ihrem Lebensalter. Als Jungbienen sind sie ausschließlich im Innendienst tätig und dafür zuständig, die Wabenzellen für die nächste Generation zu reinigen. Wenn sie dann sechs Tage alt sind, beginnen ihre Futterdrüsen zu arbeiten, und sie produzieren Gelée royale, mit dem sie die Königin und die Larven der kommenden Königinnen-Generation füttern. Diese Substanz stammt also von ausgesprochen jungen Bienen und dient der Ernährung ausgesprochen exquisiter Bienen. Sie ist also etwas Besonderes, und das gilt, wie wir noch sehen werden, nicht nur für das Insekt, sondern auch für die Apitherapie im Dienste des Menschen.

Ab ihrem zehnten Lebenstag bilden sich die Nährdrüsen der Arbeiterin zurück, und stattdessen werden die Wachsdrüsen an ihrem Hinterleib aktiv. Sie sondern kleine Wachsschuppen ab, die dem Bau und der Reparatur der Waben dienen. Die Arbeitsbiene wird also jetzt zum Baumeister des Staates, zu ihren weiteren Aufgaben gehört aber auch, den vom Außendienst angelieferten Honig weiterzuverarbeiten und ins Lager zu befördern.

Vom achtzehnten bis zum zwanzigsten Lebenstag bewacht die Arbeitsbiene den Stock, sie kontrolliert, wer rein darf und wer nicht. Gleichzeitig macht sie aber auch schon erste kleinere Ausflüge, um sich auf ihre Zeit als Sammlerin vorzubereiten. Anschließend besteht ihre Aufgabe wesentlich in der Nahrungsbeschaffung für den Bienenstaat. Dazu unternimmt sie Touren im Umkreis von zwei bis drei Kilometern, mit Besuchen bei bis zu 400 Blüten pro Tag. Unter guten Bedingungen sammelt sie bis zu acht Kilogramm Nektar täglich, und sie legt dabei Strecken von bis zu 85 Kilometern zurück. Drei Wochen später stirbt sie. Es sei denn, sie ist eine Winterbiene, die hat nämlich eine Lebenserwartung von rund sechs Monaten und sichert dadurch den Bestand des Volkes über den Winter hinweg. Sie geht freilich nicht mehr sammeln, die Versorgung des Staates erfolgt jetzt aus den prall gefüllten Honiglagern. Die Aufgabe der Winterbiene besteht vielmehr darin, das Futter zu verteilen und im Bienenstock für Wärme zu sorgen, indem sie mit ihren Brustkorbmuskeln zittert.

Die Bedeutung der Biene für die Arten- und Lebensmittelvielfalt

Mit ihren Bestäubungsaktivitäten hat die Biene einen großen Einfluss auf das Ökosystem und damit auch auf unser Lebensmittelangebot. Nahrungsmittel wie Weizen, Reis und Mais werden zwar vor allem mithilfe des Windes befruchtet, aber mehr als 80 Prozent der Pflanzen weltweit brauchen für ihre Bestäubung ein Tier, das von Blüte zu Blüte wandert. Die Bienen spielen dabei eine Schlüsselrolle, ohne sie würden die Erträge von bis zu drei Vierteln der Nutzpflanzen stark schrumpfen – oder müssten anders und künstlich bestäubt werden.

Farmer in den USA bezahlen bereits Geld dafür, dass Imker ihre Bienenvölker in die Nähe der Felder bringen und dort ausschwärmen lassen. Für die Tiere selbst ist das freilich weniger angenehm. Sie werden durch die weiten Lkw-Reisen zu ihrem Einsatzort gestresst und erheblich geschwächt.

Ohne Bienen weniger Früchte – und mehr Tote

Ein Forscherteam um Samuel Myers von der *Harvard-T.H.-Chan-School of Public Health* in Boston hat untersucht, wie sich ein Aussterben der Bienen und anderer Insekten auf die weltweite Lebensmittelsituation auswirken würde. Ihr Resümee: Die weltweite Früchteernte würde um knapp 23 Prozent zurückgehen, die Gemüseernte um 16 und die von Nüssen und Getreide um 22 Prozent. Diese Entwicklungen könnten – wegen des mit ihnen einhergehenden Vitaminmangels – zu 1,42 Millionen zusätzlichen Todesfällen pro Jahr führen!

Gibt es ein weltweites Bienensterben?

Seit etwa einem Jahrzehnt warnen Naturschützer lautstark vor einem grassierenden Bienensterben, für das sich der Begriff *Colony Collapse Disorder* etabliert hat. Doch das ist nur die halbe Wahrheit, ist also zur Hälfte falsch. Denn der Mensch nimmt natürlich massiven Einfluss auf die Natur und macht dadurch gerade Insekten das Leben schwer. Im Oktober 2017 erschien in der Fachzeitschrift *PLOS ONE* die Studie eines internationalen Forscherteams, wonach in deutschen Naturschutzgebieten der Insektenbestand von 1989 bis 2016 um über 75 Prozent abgenommen hat. Das entspricht einer jährlichen Verlustquote von rund sechs Prozent. Doch ausgerechnet die Honigbiene ist davon nur wenig betroffen, denn sie ist ein Nutztier, und solange sie das ist, wird sie auch nicht vom Globus verschwinden.

Dies belegt eine Erhebung der *Food and Agriculture Organization* (FAO) der Vereinten Nationen. Demnach hat sich die Zahl der Bienenstöcke weltweit seit den Sechzigerjahren nahezu verdoppelt. Der Bienenbestand in Deutschland ging zwar im gleichen Zeitraum deutlich zurück, doch seit einigen Jahren zeigt er wieder einen leicht positiven Trend, weil die Imkerei hierzulande wieder modern wird. »Die Honigbiene wird das letzte Insekt sein, das ausstirbt«, erläutert Bienenkundler Peter Rosenkranz von der Universität Hohenheim. »Sie ist nicht bedroht, solange es Imker gibt.«

Tatsächlich bedroht sind jedoch viele Wildbienenarten, die den meisten Menschen unbekannt sein dürften. Laut Internationaler Naturschutzunion IUCN ist in Europa ungefähr jede zehnte von ihnen vom Aussterben bedroht. Hautpursache für diese Entwicklung sind die großen Felder und Monokulturen in der Landwirtschaft sowie der schwindende Lebensraum durch die Ausbreitung von Städten. Wissenschaftler nennen aber auch einzelne Pestizide wie die Neonicotinoide als Ursache für das Schwinden.

Ausgangsstoff dieser synthetischen Substanzen ist das vom Tabak stammende Nikotin, das als Nervengift auf den Menschen noch stärker wirkt als Arsen oder Zyankali. Die Nicotinoide sind jedoch so modifiziert, dass sie einem Säugetier kaum etwas haben können, das Nervensystem von Insekten dafür aber mit umso größerer Wucht treffen. Und dazu reichen offenbar schon, wie französische Wissenschaftler ermittelten, selbst niedrige Dosierungen.

Das Forscherteam vom *Institut national de la recherche agronomique* (INRA) in Avignon hatte 653 Bienen mit einem elektromagnetischen Chip und ihre Stöcke mit einem entsprechenden Lesegerät ausgestattet, sodass man ihren Ab- und Anflug erfassen konnte. Im Anschluss daran wurden einige Tiere dem Pestizid-Nicotinoid Thiamethoxam ausgesetzt, wobei man die Dosis nach den im Ackerbau üblichen, relativ niedrigen Belastungen ausrichtete, während andere Stämme zur Kontrolle unbehandelt blieben.

Die Nicotinoid-Bienen zeigten eine zwei- bis dreimal höhere Ausfallrate, weil sie bei ihren Rundflügen verendet waren. »Wir vermuten, dass ihr Orientierungssinn gestört war«, erläutert Studienleiter Mickaël Henry. Dies deckt sich mit den Ergebnissen anderer Studien, in denen Pestizide das Lern- und Navigationsvermögen von Bienen beeinträchtigten. »Es reicht also nicht, dass die Tiere keinen tödlichen Nicotinoiddosierungen ausgesetzt werden«, warnt Henry. »Denn unsere Studie zeigt deutlich, dass schon erheblich niedrigere Dosierungen das Verhalten der Tiere so verändern, dass ihr Bestand gefährdet wird.«

Es ist daher gut und richtig, dass die EU inzwischen die Nicotinoide verboten hat. Doch Wissenschaftler bezweifeln, dass sie dadurch das Problem des Insektensterbens nachhaltig gelöst hat. So warnt der britische Insektenkundler Dave Goulson: »In den 1940er-Jahren hatten wir Organochlorpestizide wie das DDT. Nach deren Verbot gab es Pestizide auf Phosphorsäurebasis. Dann kamen die Nicotinoide. Und als Nächstes wird wieder etwas anderes, aber ähnlich Schädliches kommen. Wenn wir diesen Kreislauf nicht unterbrechen, sehe ich keine Hoffnung, dass sich etwas für die Umwelt verbessert.«

2. Eines der ältesten Haustiere überhaupt: Die Geschichte der Imkerei

Der Honigräuber von Valencia

Archaische Höhlenmalereien von Honigsammlern findet man nicht nur in Nord- und Südafrika, sondern auch in Spanien. Sie sind die ältesten Zeugnisse der Imkerei. Oder zumindest von deren Vorläufer, insofern von einer systematischen Bienenhaltung noch keine Rede sein konnte, sondern eher von einer Art »Honigjagd«. Die wiederum wird es allerdings schon sehr viel früher gegeben haben, denn von Schimpansen weiß man, dass sie Bienenstöcke mit einer Holzkeule zerschlagen, um an deren süßen Inhalt zu kommen. Warum sollte dies der *Homo sapiens*, wie er vor 40.000 Jahren als Jäger und Sammler lebte, nicht genauso praktiziert haben? Die Intelligenz dazu hatte er alle Male, allerdings war er auch ein deutlich schlechterer Kletterer als der Schimpanse, und dieses Defizit dürfte ihm, wenn sich dann die aufgescheuchten Bienen auf ihn stürzten, so manchen Sturz vom Baum eingebracht haben.

Man muss schon zweimal hinschauen, denn die mesolithischen Höhlenmalereien bei Valencia haben mit ihren großflächigen Klecksen und eigenwilligen Formen schon etwas Abstraktes an sich. Wenn man aber erst einmal die Konturen erfasst hat, wird es umso klarer: Das Bild zeigt einen unerschrockenen Menschen, wie er an einem Baumstamm nach oben klettert und seinen Arm tief in einen Honigstock hineinsteckt. In der anderen Hand hält er ein Sammelgefäß, und um ihn herum schwirren aufgeregte Bienen. Es ist die älteste bekannte Darstellung eines menschlichen Honigräubers aus der Steinzeit, die *Cuevas de la Araña* (zu Deutsch: »Spinnenhöhlen«), und ihre Bilder sind wohl zwischen 6.000 bis 10.000 Jahre alt.

Honig als Lohn für Loyalität und harte Arbeit

Die gezielte Bienenzucht begann vermutlich vor 6.000 Jahren in Anatolien, und in Ägypten wurde sie dann zum Kultobjekt. Denn das Volk der Pharaonen glaubte, dass die Bienen aus den Tränen des Sonnengottes Ra entsprungen seien. Ihr Honig wurde zum Bestandteil religiöser Opfergaben, die man den Pharaonen ins Grab legte, und mit ihrem Propolis-Harz balsamierte man die Toten. Aufgrund seiner antiseptischen Eigenschaften war es auch das erste Bienenprodukt, das medizinisch eingesetzt wurde, nämlich zur Versorgung von Wunden. Das Bienenwachs hingegen verwendete man zur Herstellung von Schreibtafeln, Masken und Figuren.

Die große Wertschätzung der Ägypter für Honig zeigte sich auch darin, dass Ramses II. einen Teil seiner Beamtengehälter in diesen Naturalien auszahlte. Tributpflichte Provinzen konnten ihre Schulden ebenfalls in Form von Honig begleichen, und auf dem Nil waren die ersten Wanderimker unterwegs. Sie fuhren mit ihren Bienenstöcken auf dem

Warum werden Bienen durch Rauch sanft?

Der Feuerqualm senkt die Stechbereitschaft der Bienen, erhöht aber ihre Aktivität. So suchen sie die honiggefüllten Zellen auf, kriechen hinein und füllen ihre Honigmägen. Daran beteiligen sich sämtliche beräucherten Bienen, unabhängig vom Lebensalter (außer den Drohnen und der Königin, die einfach nur das Weite suchen). Dieses Verhalten ist damit zu erklären, dass die Arbeiterin instinktiv weiß, dass sie einer Feuerbedrohung nicht durch Verteidigung und Stechen entkommen kann. Ihr bleibt nichts anderes übrig, als so viele Vorräte wie möglich zu retten. Für den Imker hat also das Einräuchern einerseits den Vorteil, dass er ruhiger und stichfreier arbeiten kann; andererseits aber auch den Nachteil, dass er sich bei der Ernte beeilen muss, insofern ja die Arbeiterinnen mit ihm konkurrieren und ebenfalls versuchen, so viel Honig wie möglich in Sicherheit zu bringen. Ganz zu schweigen davon, dass der Rauch natürlich auch für den Imker nicht gerade gesund ist.

Fluss von einem Ort zum nächsten, wobei es ihnen nicht nur darum ging, ihre Kunden anzufahren, sondern auch darum, dass ihre Bienenvölker nicht verhungerten, wenn ihnen an einer Stelle die »Tracht« (so nennt man die von ihnen eingesammelte Nahrung) ausging. Insgesamt dürften diese Touren jedoch ziemlich mühselig gewesen sein, denn die in Ägypten beheimatete Bienen-Unterart *Apis melli-*

fera lamarckii ist deutlich aggressiver als ihr europäisches Pendant. Vermutlich wurde sie damals mit Brandrauch eingenebelt, um ihren Widerstand zu brechen. Allerdings war dieses Verfahren für den Imker letzten Endes noch ungesünder als der eine oder andere Bienenstich, denn er trug vor dem Einblasen den beißenden Qualm in seinen Lungen.

Olympia und der Honigwein

Eine weitere Blüte erreichte die Imkerei im alten Griechenland. Berühmte Philosophen wie Aristoteles, Sokrates und Pythagoras schrieben über sie, und von letzterem hieß es sogar, dass er und seine Schüler sich eine Weile ausschließlich von Honig ernährten. Dichter wie Hesiod bewunderten den Bienenstaat und den Fleiß seiner Arbeiterinnen – und tadelten die faule Verfressenheit der Drohnen, deren biologischen Sinn sie noch nicht einzuschätzen wussten.

In Attika wurde die Imkerei im 5. und 6.Jahrhundert v. Chr. so beliebt, dass unter Leitung von Solon, einem der Väter der modernen Demokratie, eigens eine Verordnung eingeführt wurde, mit der die Bienenzucht geregelt wurde. Man legte beispielsweise fest, dass die Bienenstöcke einen Abstand von mindestens 300 Fuß voneinander haben sollten.

Von Demeter zum »Honigschneider«

Bienen und Honig waren fester Bestandteil der griechischen Mythologie. So wurde Göttervater Zeus mit Milch und Honig großgezogen, und die Bienen selbst waren seiner Schwester Demeter geweiht, der Göttin für die Jahreszeiten, die Fruchtbarkeit der Erde sowie das Getreide und die Saat. Das griechische Wort für Honig ist »méli«, weswegen auch die Priesterinnen der Demeter »Melissai« hießen. Von diesem Wort werden zahlreiche andere abgeleitet, die mit Honig zu tun haben. Der Schutzpatron der Bienen war zwar der Hirtengott Pan, doch in Korinth wurden zu Ehren von Melikertes (»Der Honigschneider«) die sogenannten Isthmien gefeiert, bei denen sich nicht nur Sportler, sondern auch Dichter und Musiker zum Wettstreit trafen. Melikertes war der Gott des Honigweins und ein Milchbruder von Dionysos, dem Gott des Weines und des Rausches. (»Milchbruder« bedeutet übrigens, dass sie von der gleichen Amme gestillt wurden.)

Die Bienen und der tote Stier

Die antiken Römer bewunderten die Bienen wegen ihrer Reinlichkeit und ihrer Abneigung üblen Gerüchen gegenüber. Der einflussreiche Senator und General Marcus Varro war im ersten Jahrhundert v. Chr. so voller Bewunderung für das ausgeklügelte Staatensystem der Bienen, dass er zu einem der führenden Imker seiner Zeit wurde. Überhaupt gehörte es in der römischen Oberschicht bald zum guten Ton, eine eigene Imkerei zu besitzen und sich darüber sachverständig unterhalten zu können. Vergil schrieb ein Lehrgedicht namens Georgica (»Über den Landbau«), in dessen vierten »Gesang« er ausgiebig die Haltung von Bienen beschreibt. Allerdings kursierten unter den Römern auch noch einige haarsträubende Vorurteile zur Biene, die so ganz und gar nicht zu der Reinlichkeitsvorstellung passten: So waren selbst einige kluge Köpfe wie Plinius, Vergil und Ovid noch Anhänger der sogenannten Bugonie, wonach man Bienen in toten Stieren ausbrüten könne. Diese »Theorie« gipfelte in der Empfehlung, ein mindestens zweijähriges Rind zu ersticken oder zu erschlagen, um anschließend seine Eingeweide mit Knüppelschlägen zu zertrümmern. Der Bauch des Tieres dürfte allerdings nicht verletzt werden, weil daraus das neue Bienenvolk entstehen sollte. Danach ließ man den Kadaver in einer Kammer liegen, bis sich aus seinen verwesenden Eingeweiden die Bienen entwickelt hätten. Vermutlich wurde hier einfach die Biene mit der Wespe verwechselt, was ja bekanntlich auch heute noch vorkommt. Wespen nämlich bedienen sich schon mal an Aas, Bienen jedoch würden das niemals tun.

Honig für Odins Weisheit

Auch in den germanischen Kulturen spielte die Imkerei eine große Rolle. So glaubten die Germanen, dass ihnen in Walhalla reichlich Honigmet – eine alkoholhaltige Mischung aus Wasser und vergorenem Honig, auch »Honigwein« genannt – serviert wurde, wenn sie im heldenhaften Kampf gestorben waren. Göttervater Odin soll sein Leben, seine Kraft und seine Weisheit dem Honig zu verdanken haben. Ähnlich wie in der römischen Vorstellung galt die Biene den Germanen als Symbol von Reinlichkeit, Zucht, Sparsamkeit, Mut, Ausdauer und Kunstfertigkeit.

Bei archäologischen Ausgrabungen im Nordseemarsch nahe der Wesermündung hat man von Menschen angefertigte Bienenstöcke (sogenannte »Beuten«) in Form eines Rutenstülpers oder Bienenkorbs gefunden, die aus dem Zeitraum zwischen 0 und 200 nach Christus stammen.

Was ist in der Imkerei eine »Beute«?

Im Unterschied zur Jagd hat in der Imkerei der Begriff »Beute« keinesfalls die Bedeutung eines erlegten Tiers. In diesem Fall stammt es wohl vom althochdeutschen »biutte« oder »biot« als Bezeichnung für einen Backtrog oder eben einen Waldbienenstock. Im 19. Jahrhundert wurde daraus die »Beute«, und der Begriff wurde ausschließlich auf künstliche, also vom Menschen hergestellte Bienenstöcke eingeschränkt. Er wird in der Imkerei noch heute in dieser Weise verwendet.

Vom Mittelalter bis heute

Im Mittelalter wurde die Imkerei zu einem Teil des Gemeinwesens, mit entsprechender Verankerung im Recht. Im Salischen Gesetz von 510 standen hohe Strafen auf den Diebstahl von Bienen und Honig, 643 führten die Westgoten eine Haftpflicht für durch Bienen hervorgerufene Schäden ein. Eine Urkunde des Herzogs Odilo von Bayern belegt 748 erstmals schriftlich die Waldbienenzucht, die als Zeidlerei bezeichnet wird.

Um 800 befahl Karl der Große, Imkereien auf seinen Gütern einzurichten. Sein Namensvetter Karl IV. trat im 14. Jahrhundert in diese Fußstapfen, und es wurden sogar Bienenwärter ausgebildet, die auf den Höfen und Landgütern die Bienenstöcke zu pflegen hatten. Zu seiner Zeit entstand in Bayern auch die erste Imkerorganisation: die Zunft der Zeidler. Ihr Ansehen war hoch, und die Zunftangehörigen genossen zahlreiche Privilegien und hatten zwischen 1350 und 1779 eine eigene Gerichtsbarkeit durch das Zeidelgericht in Feucht bei Nürnberg.

Nach der Reformation ging es mit dem Zeidlerwesen bergab, weil es durch den Import von Zucker und Zuckerrohr zunehmend Alternativen zum Honig als Süßungsmittel gab und statt Met immer mehr Bier getrunken wurde. Interessanterweise wuchs jedoch umgekehrt das wissenschaftliche Interesse an den Bienen. So wurden immer mehr Details zum Bienenstaat zutage gefördert, und 1793 wurde die Bedeutung der Bienen für die Bestäubung der Pflanzen entdeckt. Auch das medizinische Interesse an Honigprodukten wuchs.

Auch Gregor Mendel war ein Imker

Der Augustinermönch und Priester Gregor Mendel begründete bekanntlich durch seine Versuche mit Erbsen die moderne Genetik. Ab 1869 widmete er sich dann verstärkt der Imkerei, dabei ging es ihm allerdings nicht nur um die Honig- und Wachsproduktion, sondern auch darum, seine Vererbungslehre auf die Honigbiene zu übertragen. Das gelang ihm jedoch nur teilweise, denn die Bienenkönigin paart sich mit mehreren Drohnen, was es schwierig macht, eindeutige Vererbungslinien zu erstellen.

Imkerei ist wieder trendy

Mittlerweile kann man die Durststrecke der Imkerei getrost als überstanden bezeichnen. Die ungehemmte Zuckerverwendung der Lebensmittelindustrie hat dazu geführt, dass der Honig wieder mehr als natürliches Süßungsmittel in den Fokus rückt. Hinzu kommt, dass er zusammen mit anderen Bienenprodukten auch als natürliches Heilmittel beachtet wird. Ganz zu schweigen davon, dass Schlagzeilen über grassierendes Bienensterben dazu geführt haben, dass gerade junge Menschen sich für diese Tiere einsetzen und zu Imkern werden, die teilweise ihrem Hobby auch in der Stadt nachgehen (»Urban Beekeeping«). Obwohl die Honigbiene eigentlich vom Massensterben gar nicht so heimgesucht wird, wie weithin behauptet wird.

Leider gibt es keine genauen Daten über globale Auswirkungen und Produktionen der Imkerei, in einigen Teilen der Welt jedoch gibt es Statistiken, und so sind in China, der EU und den USA deutliche Zuwächse zu verzeichnen. Spitzenreiter in der Honigproduktion ist China mit mehr als einer halben Million Tonnen pro Jahr. In der EU werden knapp 240.000 Tonnen von 600.000 Imkern und 17 Millionen Bienenstöcken produziert. Deutschland liegt dort zusammen mit Spanien, Ungarn und Rumänien an der Spitze. Die Länder der EU können ihren Honigbedarf nicht aus eigener Kraft decken, sie müssen zusätzlich 200.000 Tonnen pro Jahr einführen. Das meiste davon stammt aus China, der Ukraine, Argentinien und Mexiko.

Wie viele Imker gibt es bei uns?

Die Zahlen von 2018 hierzulande: Rund 130.000 Imker halten insgesamt 870.000 Bienenvölker, von denen jedes einzelne 20 bis 30 Kilogramm Honig pro Jahr produziert. Das deckt ungefähr 20 Prozent des Verbrauchs in Deutschland, aber weniger als ein Prozent der deutschen Imker betreiben ihre Leidenschaft erwerbsmäßig, was man auch daran sieht, dass mehr als 96 Prozent von ihnen weniger als 25 Völker halten. Die nicht-erwerbsmäßige, ansonsten aber professionelle Imkerei muss ja kein Nachteil sein, im Gegenteil, ist sie nämlich eine Alternative zur Massen-Tierhaltung, die es – wie in allen Bereichen der Landwirtschaft – natürlich auch in der Bienenzucht und Honigherstellung gibt.

Urban Beekeeping

Sind Bienen in der zubetonierten und versmogten Stadt nicht ein Paradox? Keineswegs. Denn tatsächlich ist das Leben für die Insekten auf dem Lande immer schwieriger geworden, denn sie finden dort infolge von Monokulturen und intensiver Bodennutzung immer weniger Blüten, die sie anfliegen können. Hinzu kommen zahlreiche Pestizide, die ihnen deutlich mehr zu schaffen machen als der Smog.

In manchen Städten hingegen – gerade in Deutschland – blühen in Parkanlagen, Vorgärten und Blumenkübeln reichlich Blütenpflanzen. Straßenbäume wie Akazien, Linden und Kastanien, und Kleingartenanlagen mit Blumenrabatten, Kirsch-, Apfel-, Pflaumen-, Birnbäumen und Sträuchern bieten zudem die ganze Saison über reichlich Nektar. Wobei man allerdings betonen muss, dass diese Pflanzen auch ihrerseits von der Bestäubung durch die Insekten profitieren. Bienen in der Stadt nutzen also nicht nur deren Blütenvielfalt, sondern sie leisten auch einen großen Beitrag zu deren Erhalt.

Was aber nichts daran ändert, dass die Imkerei in Deutschland voll im Trend ist. »Jedes Jahr werden es etwa fünf Prozent mehr Imker«, sagt Peter Maske vom Deutschen Imkerbund (DIB). Vor allem junge Menschen ziehe es zum Honigmachen oder auch nur zum Halten von Bienen. Es gebe einen regelrechten Run auf die Einsteigerseminare der Vereine.

Leider versuchen sich viele Hobby-Imker auch ohne entsprechende Qualifikation am Halten von Bienenvölkern, was nicht wenige Experten kritisch sehen. »Bienen sind Lebewesen, die viel Pflege benötigen. Wer Fische angeln will, braucht ja auch einen Fischereischein«, sagt etwa der Vorsitzende des Berliner Imkerverbands Benedikt Polaczek. Schon werden Stimmen laut, die für die steigende Zahl von Urban-Imkern einen verpflichtenden Qualifikationsnachweis fordern. Der Deutsche Imkerbund steht dieser Forderung zwar grundsätzlich positiv gegenüber. Doch man betont auch, dass man jetzt schon Probleme hätte, dem Run auf entsprechende Kurse gerecht zu werden.

3. Hausinsekt und Heilmittellieferant: Die Geschichte der Apitherapie

Wachsweich gegen den Riss im Zahn

Man kann sich leicht vorstellen, warum der Mensch der Steinzeit schon von den Bienen fasziniert war. Er sah schon deren Baukünste und Sozialkompetenz und deren Arbeitsfleiß und Ausdauer, die man durchaus als Hinweis auf eine robuste Gesundheit werten kann. Diese Tiere machen praktisch keine Pause, sie schuften im Akkord – und sind trotzdem vital, robust und jederzeit bereit, ihren Staat bis zur Selbstaufgabe zu verteidigen. Klar, dass man sich in Anbetracht solcher Tugenden als Mensch fragt: Könnte das, was die Biene so stark macht, nicht auch mich stärker machen?

Die medizinische Verwendung von Bienenprodukten, die Apitherapie, hat daher eine lange Tradition. So fanden italienische Forscher vor einigen Jahren die älteste Zahnplombe Europas. Sie steckte in einem menschlichen Kiefer, den man in einer slowenischen Höhle ausgegraben hatte. Ihr Alter wird auf 6500 Jahre geschätzt, und sie besteht aus Bienenwachs. »Sie ist vielleicht das älteste Beweisstück für vorgeschichtliche Zahnmedizin in Europa und das früheste bekannte Beispiel für eine therapeutisch-schmerzlindernde Zahnfüllung«, sagt der Leiter der Untersuchungen, Federico

Bernardini vom Internationalen Zentrum für Theoretische Physik in Triest.

Prinzipiell wäre es zwar möglich, dass die Füllung erst nach dem Tod des Steinzeitmenschen in dessen Eckzahn hineingesetzt wurde, doch ein klar zu erkennender Riss unter ihr legt die Vermutung nahe, dass sie aus medizinischen Gründen eingesetzt wurde, um dem Patienten einen schmerzfreieren Biss zu ermöglichen.

Ein Forscherteam der *Hacettepe University* in Ankara fand in der nördlichen Zentraltürkei ein Pilgerfläschchen, das man relativ genau datieren konnte, nämlich auf das Jahr 1650 v. Chr. Als man sich im Labor den Fund näher anschaute, entdeckte man die Spuren von Schwarzkümmel sowie Honig, Wachs und Propolis. Studienleiter Bekir Salih geht davon aus, dass es sich bei dieser Mixtur um ein Heilmittel handelt: »Denn solche Rezepte werden im Nahen Osten und Südostasien noch heute zu medizinischen Zwecken eingesetzt.« Zu den üblichen Indikationen für diese Art von Reiseapotheke zählen beispielsweise Durchfall, Magenkrämpfe und Husten.

Zwischen Empfängnisverhütung und Aphrodisiakum

Betrachtet man die enorme Fruchtbarkeit ihrer Königin, scheinen sich die Bienen und ihre Produkte nicht gerade zur Empfängnisverhütung anzubieten. Und doch wurde gerade das 1500 v. Chr. so im alten Ägypten praktiziert, als Frauen sich einen Stoff- oder Baumwoll-Tampon einführten, den man vorher in Honig und Akazienharz eingeweicht hatte. Er sollte vor ungewollter Schwangerschaft schützen.

Manchmal wurde der Akazienharz auch durch Zitronensaft ersetzt, und mit dieser Rezeptur sollen die Tampons angeblich sogar bis in die 1990er als Verhütungsmittel eingesetzt worden sein. Eine besonders große Wirksamkeit dürften sie freilich nicht entwickelt haben, vor allem in Anbetracht der Tatsache, dass Honig und Gelée royale im Libanon lange Zeit zur Behandlung von Unfruchtbarkeit eingesetzt wurden, also für das genaue Gegenteil der Empfängnisverhütung. Und in Andalusien wie auch später in Kairo lebte im 13. Jahrhundert der legendäre Arzt Abu Muhammad Ibn al-Baitar, der Bienenpollen als Aphrodisiakum empfahl.

Die indische Ayurveda-Lehre entdeckte vor etwa 1500 Jahren den Honig für sich. Im Ashtanga Hridaya beispielsweise, einem der klassischen Werke dieser indischen Medizinlehre, wird er zur Behandlung von Wunden empfohlen. Auch zur Behandlung von Augenerkrankungen wird er verwendet, wobei er sowohl innerlich als auch äußerlich zur Anwendung kommen kann und angeblich sogar die Entstehung eines Glaukoms verhindern können sollte.

Honig wird in der Ayurveda-Medizin bis heute als natürliches Süßungs- und Konservierungsmittel für deren Medikamente eingesetzt. Er erhöht demzufolge die Effektivität einiger Mittel, kann aber auch die Nebenwirkungen anderer Mittel dämpfen. Generell vermeiden jedoch die meisten Ayurveda-Ärzte den Honig im erhitzten Zustand, um zu vermeiden, dass er Gifte in den Körper einschleust.

Die Nährkraft der Drohnen

Die Traditionelle Chinesische Medizin (TCM) setzt bis heute auf Honig zur Wundbehandlung, verwendet ihn aber auch für Medikamente, die gegen Asthma und Husten eingesetzt werden. Gegen diese Indikation ist auch aus wissenschaftlicher Sicht nicht viel einzuwenden, wir werden später noch ausführlich darauf zu sprechen kommen.

Schon der chinesische Kaiser Shennong schrieb vor 2800 Jahren einen TCM-Klassiker zur Heilpflanzenkunde, den »Shennong Bencaojing«, in dem er neben Honig auch Bienenwachs und sogar die Bienen selbst zu therapeutischen Zwecken empfahl. Letzteres war damals nicht unüblich, und es wurde schwächlichen Patienten sogar zum Verzehr von Drohnenlarven geraten. Auch das erscheint aus heutiger Sicht durchaus sinnvoll, da diese Tiere extrem reich an Proteinen und Vitaminen sind. Allerdings findet man in unseren Wohlstandsgesellschaften kaum noch schwächliche und unterernährte Menschen, die auf Drohnenlarven als Nahrungsmittel angewiesen sind.

Eine große Rolle spielten Bienenprodukte auch in der Traditionellen Tibetischen Medizin (TTM). In ihrem Standardwerk »Si Bu Yi Dian« finden sich rund 100 Rezepte auf Honig-Basis. In der Dai-Medizin – sie entstammt der chinesischen Provinz Yunnan – kamen Honig, Bienengift, Drohnen und Waben zum Einsatz. Am *Institute for National Medicine and Pharmacology* in Simao wird heute noch ein Likör namens »Fi Feng« gegen Arthritis hergestellt, auf Basis von in hochprozentigem Alkohol eingelegten Bienen. Ähnliches gibt es auch in Japan, doch nimmt man dort anstelle von Bienen die Hornissen aus der Region.

Wunderhonig aus Attika und Kreta

Die antiken Griechen übernahmen viele der ägyptischen Api-Anwendungen für ihre Medizin. Als man den Philosophen Demokrit nach dem Geheimnis für sein gesegnetes Alter fragte, antwortete er: »Von außen Öl und von innen Honig.« Andere Philosophen sahen das ähnlich, gerade die Pythagoräer bauten Honig verstärkt in ihren Speiseplan ein.

Hippokrates, der legendäre Arzt von der Insel Kos, war davon überzeugt, dass Honigsalben Fieber senken und eitrige Geschwüre heilen könnten. Mit Met glaubte er die Leistung der Athleten bei den antiken Olympischen Spielen verbessern zu können. Dass der alkoholhaltige Honigwein möglicherweise die Schmerzempfindung der Athleten dämpfte, kann nicht ausgeschlossen werden, doch ansonsten dürfte er nicht gerade zu ihrer Leistung beigetragen haben, denn für den Stoffwechsel und die Entgiftung von Alkohol muss der Körper ziemlich viel Energie abziehen. Außerdem macht er bekanntlich müde.

Als Heilmittel schätzten die Griechen vor allem den Honig aus Attika. Er wurde beispielsweise zur Behandlung von Augenerkrankungen, Aphthen und HNO-Infektionen eingesetzt. Was auch aus heutiger Sicht nachvollziehbar ist, weil in dieser Region Griechenlands viele Pflanzen mit einem hohen Anteil ätherischer, antibiotischer Öle wachsen, die von den Bienen angeflogen werden.

Attika: Das wahre Land der Bienen

In der »Allgemeinen Enzyklopädie für Kaufleute und Fabrikanten« aus dem Jahre 1835 kann man Folgendes nachlesen: »Attika ist das wahre Land der Bienen. Thymian, Majoran, wilder Quendel bedecken alle seine Hügel, und seine Täler sind mit Salbei, Rosmarin und Ginster bedeckt. Diese aromatischen Kräuter sind die Lieblingsnahrung der Bienen. Der attische Honig ist rötlich, äußerst gewürzhaft und ganz durchsichtig, dabei dick, ohne Körner zu haben oder geronnen zu sein.«
Das klingt schon nach etwas Besonderem und macht auch aus kulinarischer Sicht neugierig.

Honig zum Verrücktwerden

Für den römischen Gelehrten Plinius war hingegen der kretische Honig das Maß der Dinge, den er für geradezu »übernatürlich« in seinen Heilkräften hielt. Das könnte ebenfalls an den aromatischen Pflanzen liegen, die auf Kreta ähnlich dominant sind wie in Attika. Möglicherweise überschätzte Plinius aber auch nur die Heilkräfte des dortigen Honigs, denn er war Dichter und kein Mediziner. So schrieb er an anderer Stelle, dass die Bären bei ihren Attacken auf Bienennester gar nicht deren Honig, sondern die Stiche der Insekten suchten. Denn die seien, so die Theorie des Plinius, eine Art Aderlass, der sich positiv auf die Gesundheit der Pelztiere auswirkte. Das war natürlich eine komplette Fehleinschätzung, denn im Unterschied zu Mücken zapfen die Bienen kein Blut. Ganz zu schweigen davon, dass kein Bär es mag, wenn ihm in die Nase gestochen wird – und dorthin stechen die Bienen besonders gern, weil ihnen da kein Fell den Weg zur Haut erschwert.

Deutlich Handfesteres und Perspektivreicheres schrieb Dioskurides, der Leibarzt der beiden Caesaren Claudius und Nero, zum Honig: Er empfahl ihn nämlich zur Behandlung von Sonnenbrand sowie »allen fauligen und ausgehöhlten Geschwüren«. Honig habe »die Kraft, zu säubern und die Feuchtigkeit herauszutreiben«, weswegen er sich auch zur Behandlung im Anschluss von Beschneidungen eignen würde. In solchen Empfehlungen schält sich immer mehr der Honig als Wundheilmittel heraus.

Vielleicht machte Dioskurides aber bei einem seiner Patienten auch einen Fehler. So beschreibt er an anderer Stelle einen »Meli mainomenon«, einen »verrückt machenden Honig«. Den gewinnen die Bienen aus den Blüten der gelben Azalee, die eigentlich am Schwarzen Meer zu Hause ist, sich aber schon zu Dioskurides' Zeiten (im ersten Jahrhundert n. Chr.) bis zum Mittelmeer ausgebreitet hatte. Die Blüten dieser Pflanze enthalten ein Nervengift, das die Bienen bei ihrem Besuch aufnehmen und in ihrem Honig verarbeiten. Damals wie heute sind diverse Vergiftungsfälle im Zusammenhang mit Azaleenhonig dokumentiert, typische Symptome sind Halluzinationen und unkontrolliertes Handeln – wer fühlt sich dabei nicht an Kaiser Nero erinnert, dem wohl bekanntesten Patienten des Dioskurides?

Das Hilfsmittel der Chirurgen

Im byzantinischen Reich des Mittelalters erlebten Honig, Wachs und Propolis eine weitere Blütezeit ihrer Geschichte. Selbst erkranktes Vieh wurde mit Honig therapiert, und neben der stärkenden und entzündungshemmenden Wirkung im Erkrankungsfall wurde er auch zur Konservierung von Fleisch und Obst verwendet. Der arabische Arzt Rhazes (Abu Bakr Muhammad ibn Zakariya ar-Razi) lebte von 865 bis 925 n. Chr., und in seinem Hauptwerk »Das umfassende Buch über die Medizin« erläutert er eine Salbe, die er aufgrund ihres ägyptischen Ursprungs »Unguentum aegyptiacum« nannte. Sie bestand aus Honig, Essig und Kupferacetat und war über tausend Jahre lang ein wichtiges Instrument der Medizin. Noch im 18. Jahrhundert beschreibt sie der Feldarzt und Anatom Lorenz Heister »als das nötigste Medikament, welches ein Chirurg immer bei sich haben sollte«.

Auch Pfarrer Kneipp schätzte den Honig

Mit dem Aufstieg der wissenschaftlichen Medizin im 19. Jahrhundert gerieten Heilpflanzen und andere Bereiche der Volksmedizin ins Hintertreffen, doch es gab auch Gegen-Trends. Für einen davon steht der Pfarrer Sebastian Kneipp, der wohl hauptsächlich durch seine Wassertherapien bekannt ist. Tatsächlich schätzte er aber auch Heilpflanzen wie etwa Salbei und Rosmarin – und er schätzte auch den Honig. So empfahl er bei Geschwüren eine Salbe, die zur Hälfte aus Honig und zur Hälfte aus Weißmehl bestand.

Der slowenisch-österreichische Arzt Philipp Terč legte Ende des 19. Jahrhunderts sogar seinen Arbeitsschwerpunkt auf die Bienenmedizin, er gilt heute als einer der Gründerväter der modernen Apitherapie. Allerdings stieß er, wie es so häufig in der Medizingeschichte passierte, eher zufällig darauf: Er war 1875 gerade als praktischer Arzt nach Marburg gekommen, als er sich verstärkt der Imkerei zuwandte und dabei feststellte, dass seine rheumatischen Gelenkbeschwerden immer dann besser wurden, wenn er gerade besonders stark von seinen Bienen gestochen worden war. Also begann er mit wissenschaftlichen Untersuchungen über die Auswirkungen von Bienengift auf den menschlichen Organismus. Die Ergebnisse veröffentlichte er 1888 in dem Bericht »Ueber eine merkwürdige Beziehung des Bienenstiches zum Rheumatismus«, worin er die therapeutische Wirkung von rund 39.000 Bienenstichen auf 173 Patienten mit rheumatoider Arthritis beschrieb. Obwohl 82 Prozent der Patienten geheilt werden konnten und 15 Prozent eine deutliche Verbesserung ihres Krankheitszustandes erfuhren, stieß seine Theorie auf großen Widerstand in der Ärzte-Gemeinschaft.

Dieses Schicksal ereilte auch den Imker Charles Mraz aus Vermont, der Mitte des letzten Jahrhunderts die Apitherapie in den USA bekannt machte. Zwar war er von Hause aus kein Mediziner, nichtsdestoweniger heilte er sich nicht nur selbst per Bienengift von seiner Arthritis, sondern auch viele andere Menschen mit dieser Erkrankung. Seine Theorie war, dass der Körper gegen das Gift eine entzündungshemmende Reaktion aufbaut, die ihm auch beim Bekämpfen anderer Entzündungen hilft. Mraz verstand also Bienengift als eine Stimulation körpereigener Selbstheilungskräfte. Er starb 1999 im Alter von 94 Jahren, was freilich kein Beweis für die lebensverlängernde Wirkung der von ihm propagierten Therapie ist. Es untermauert aber die Beobachtung, dass Imker von besonders robuster Gesundheit sind.

Imker leben länger

Der deutsche Allgemeinmediziner Hermann Forster hat die Archive der Imkerverbände eingesehen und die daraus gewonnenen Angaben zum Sterbealter mit denen des Statistischen Bundesamtes verglichen. Demnach leben Bienenhalter um rund drei Jahre länger als der Bevölkerungsdurchschnitt. Eine mögliche Erklärung dafür wäre natürlich, dass die Imker einem entspannenden, erholsamen Hobby nachgehen und dadurch älter werden als andere, so wie man das ja auch von Anglern vermuten könnte. Doch konnten Wissenschaftler der Universitäten Gießen und Marburg nachweisen, dass sich Imker sehr oft mit den Produkten behandeln, die sie aus ihrem Hobby beziehen können. An Nummer eins ihrer apitherapeutischen Selbsttherapien steht der Honig, doch dicht dahinter folgen Propolis, Pollen und Gelée royale. Die Imker sind sehr zufrieden mit den Heileffekten dieser Mittel, unabhängig davon, ob damit Arthritis, Erkältungen oder Prostatabeschwerden behandelt wurden.

Interessant dabei ist, dass sich die meisten der befragten Imker *nicht* als Apitherapeuten bezeichneten, sondern als Patienten, die Bienenprodukte in Eigenregie anwenden, und zwar zur Behandlung genauso wie zur Prävention. Man braucht also für den Gebrauch von Bienenprodukten kein medizinisches Fachwissen. Sie funktionieren auch, wenn man sie in Eigenregie anwendet, was ja ein wesentliches Merkmal der Volksmedizin ist, die allen Menschen ohne Vermittlung oder Einweisung eines Experten zur Verfügung stehen sollte. Womit jedoch keinesfalls gesagt sein soll, dass ein erfahrener Apitherapeut gerade für die Zielgenauigkeit der Therapie nicht von großem Wert sein kann. Doch ebenso gilt: Doktor Biene selbst hat ja auch keinen akademischen Grad, sondern er ist so etwas wie die alte Oma mit ihrem uralten Heilmittelschatz – und das macht seine besondere Stärke aus.

Der Stand der Apitherapie heute

Die Bienenheilkunde hat allerdings durchaus einen wissenschaftlichen Background. Gibt man in die medizinische Datenbank den Begriff »apitherapy« ein, erhält man knapp 200 Treffer, von denen rund 20 auf klinische Studien verweisen, in denen konkrete Anwendungen am Menschen erfolgten. Der Begriff »honey« bringt sogar mehr als 200 klinische Studien, Propolis immerhin 70, was für ein Verfahren der Komplementärmedizin schon recht viel ist. Die Homöopathie beispielsweise kommt auf eine ähnliche Anzahl klinischer Studien wie Honig, obgleich sie unter Medizinern und Heilpraktikern deutlich mehr Anhänger hat als die Apitherapie.

Gehört die Bienenmedizin zur Heilpflanzentherapie?

Es gibt Mediziner und Pharmazeuten, die rechnen Bienenmedizin der Phytotherapie, also der Heilpflanzenkunde zu. In Frankreich gibt es sogar eine Gesellschaft für Api-Phytotherapie (*Association Francophone d'Api-Phytothérapie*). Für diese Einordnung spricht, dass Bienen für die Herstellung ihrer Produkte auf Pflanzen zurückgreifen, die dadurch einen wesentlichen Einfluss auf die therapeutischen Effekte nehmen. So verdankt etwa Buchweizenhonig seine hustenstillenden Effekte nicht zuletzt den Polyphenolen des Buchweizen-Getreides.
Andererseits fügt die Biene ihren Produkten sehr viel »Eigenes« hinzu, wie etwa ihre Verdauungsenzyme, und sie kann sie zum Teil entscheidend in ihrer chemischen Zusammensetzung verändern. So enthält Manukahonig als wesentlichen Inhaltsstoff antibakterielles Methylglyoxal (MGO), das es im Manukastrauch selbst noch gar nicht gibt. Es entsteht erst durch Veränderung des Pflanzenzuckers Dihydroxyaceton, wenn die Biene den Blütennektar aufnimmt und zu ihrem Stock transportiert.

Seit 1986 gibt es in Deutschland den *Deutschen Apitherapie Bund (DAB)*, in dem neben Imkern auch Heilpraktiker und Ärzte organisiert sind. Der DAB gibt auch mehrmals jährlich eine Zeitschrift heraus, die »Deutsche Apitherapie Zeitung«. Vergleichbare Institutionen in Österreich und der Schweiz sind die *Österreichische Gesellschaft für Apitherapie* und der *Schweizerische Apitherapie Verein*. In den USA gibt es die *American Apitherapy Society*.

Ist Honig vegan und mit dem Tierschutz vereinbar?

Generell ist Honig ein Produkt, das von einem Tier produziert wird, und damit natürlich nicht vegan. Dieses Schicksal teilt er mit Eiern und Milch. Man kann ihn allenfalls der vegetarischen Kost zurechnen, in der bekanntlich nur der Verzehr von Tieren, nicht aber von deren Produkten ausgeschlossen wird.

Nichtsdestoweniger sollte man Bienenzucht nicht unreflektiert der Massentierhaltung zurechnen, wie es teilweise von Veganerverbänden oder auf Veganerforen im Internet praktiziert wird. Denn die Honigbiene lebt in ihrem Stock immer mit Tausenden ihrer Artgenossen auf engem Raum zusammen, das liegt in ihrer Natur. Was demgegenüber nicht in ihrem Wesen liegt, ist natürlich das Zusammenpferchen von Dutzenden oder Hunderten Bienenstöcken zur industriellen Herstellung von Honig. Doch derartige Bedingungen gibt es in Deutschland – anders als in den USA – ausgesprochen selten. Hierzulande hält ein Imker in der Regel deutlich weniger als zehn Völker, lediglich zwei Prozent der deutschen Imker besitzen mehr als 50 Völker, die im Frühsommer aus jeweils 40.000 bis 60.000 Tieren bestehen können.

More than honey

In dem Film »More than honey« vom Schweizer Regisseur Markus Imhoof wird den Zuschauern drastisch vor Augen geführt, wie die – vor allem in den USA übliche – industrielle Honigproduktion letzten Endes zulasten des Bienenbestandes geht. Denn durch diese Massentierhaltung werden Krankheiten zwischen Bienenvölkern übertragen, was dazu führt, dass die Völker mit Antibiotika behandelt werden müssen, die aber immer seltener anschlagen, weil die krank machenden Keime zunehmend resistent werden. Lang andauernde Transporte der Bienenvölker zwischen weit auseinander liegenden Obstplantagen in unterschiedlichen Klimazonen sorgen zudem für einen enormen Stress, dem die Bienenvölker oft nicht gewachsen sind.

Der Tierschutzverband PETA behauptet überdies, dass der Imker letztlich den Bienen ihre angestammte Nahrung wegnehmen würde, die nicht einfach dadurch ersetzt werden könnte, dass man den Bienen eine Schale mit mineral- und vitaminfreiem Zuckerwasser bereitstelle. Tatsache ist jedoch: Das Bienenvolk bezieht seine wichtigsten Nährstoffe hauptsächlich durch die Pollen. Der Honig dient hingegen eher als Energieträger, um im Winter den Stock zu heizen und im Sommer als Treibstoff für die weiten Ausflüge zu dienen. Dazu reicht tatsächlich auch Zuckerwasser. Ganz zu schweigen davon, dass verantwortungsvolle Imker die Honigreserven rund ums Brutnest nicht anrühren und ansonsten im Winter etwas Honig in den Waben lassen!

Ein weiterer Vorwurf von Tierschützern lautet, dass bei der Imkerei viele Bienen zu Tode kommen, wenn sie – sofern man an ihren Honig geht – bei ihren Verteidigungsaktionen zustechen und dadurch ihr Leben lassen. Dies stimmt natürlich. Doch bei der Herstellung von veganen Produkten wie Reis, Mais und Soja kommen auch Tiere ums Leben, weil sie zulasten natürlicher Landflächen geht. Zudem muss das Ackerland vor wilden Tieren geschützt werden, was – selbst wenn man auf Pestizide verzichtet – immer einigen der unerwünschten Gäste ihr Leben kostet. Ganz zu schweigen davon, dass bei jeder Ernte massenweise Insekten mitgeerntet werden und dabei ums Leben kommen. Vor diesem Problem sind selbst die Kuh oder das Pferd, die beide als entschiedene Veganer gelten, nicht gefeit. Jedes Mal, wenn sie auf der Weide grasen, wandern dabei auch kiloweise Insekten in ihren Verdauungstrakt.

Das Ziel: Nicht nur Bio – auch respektvoll

Natürlich gilt es auch zu bedenken, dass die industrielle Imkerei die Bienenvölker stresst und nicht ihrer artgerechten Lebensweise entspricht. Wer beim Konsum von Honig, Propolis und Co diesen Aspekt berücksichtigen will, sollte beim Kauf darauf achten, dass die Produkte durch eine respektvolle beziehungsweise wesensgemäße Imkerei gewonnen werden. Bio-Produkte sind da schon ein Schritt in diese Richtung. Ein Verzeichnis der deutschen Bio-Imker findet man unter https://www.bioimkerhonig.de/imker, die Anforderungen für die Bio-Imkerei kann man hier nachlesen: *https://www.lwg.bayern.de/mam/cms06/bienen/dateien/imkern_nach_biorichtlinien.pdf.*

Andererseits verfolgt auch »Bio« in erster Linie die Interessen des Menschen nach einem möglichst naturbelassenen, rückstandsfreien Nahrungsmittel. Die respektvolle, wesensgemäße Imkerei hat demgegenüber das Wohlergehen der Biene im Visier. Die ersten Ideen in dieser Richtung wurden in den 1920er-Jahren vom Anthroposophen Rudolf Steiner entwickelt, im Rahmen seines Konzepts der biologisch-dynamischen Landwirtschaft. Er sprach vom »Wesen des Bienenvolkes« und seiner »organischen Ganzheit«, dessen Unversehrtheit keinesfalls zerstört werden dürfte. Doch konkrete Vorschläge zu einer entsprechenden Bienenhaltung kamen erst in den 1980er-Jahren durch die Lehr- und Versuchsimkerei Fischermühle und ihren Verein »Mellifera e. V.« Deren Grundlagen lauten:

- Die Vermehrung des Bienenvolkes im Schwarmtrieb
- Die Errichtung der Waben im Naturbau
- Der Verzicht auf künstliche Königinnenzucht

»Schwarm drüber!«

Das Ausschwärmen der Bienen geschieht im Frühsommer, also in den Monaten Mai und Juni. In dieser Zeit herrscht ein Überfluss an Nektar und Pollen, sodass sich der Bienenstaat den »Luxus« erlauben kann, sich zu teilen: Etwa die Hälfte zieht mit der alten Königin aus und setzt sich als »Schwarmtraube« in die Nachbarschaft ab, beispielsweise in einen Baum. Der Rest des Volkes bleibt in der Bienenkiste und zieht sich eine neue Königin heran.

Konventionelle Imker versuchen den Schwarmtrieb zu unterdrücken, denn sie glauben, dass ihre Bienen dann weniger Honig sammeln, außerdem ist das Schwarmgeschehen nicht planbar und entzieht sich damit der Kontrolle des Imkers. Tatsache ist aber auch, dass der Schwarmtrieb dem Fortpflanzungstrieb des Bienenvolkes entspringt. Für seinen Bestand ist es also von zentraler Bedeutung – und davon profitiert letzten Endes auch die Imkerei.

Der deutsche Bio-Anbauverband entwickelte aus diesem Konzept 1995 die Richtlinien für die biodynamische Bienenzucht. Man findet sie in aktualisierter Form unter: http://ww. bios-kontrolle.at/wp-content/uploads/2011/01/bienenrichtlinien-2012.pdf. Studien der letzten Jahre haben ergeben, dass diese Form der Imkerei nicht nur artgerecht ist, sondern die Tiere auch vor Krankheiten wie etwa der berüchtigten Varroamilbe schützt.

Teil II

4. Der Arzneikoffer der Bienen: Die Heilmittel der Apitherapie

Bienenbrot und Pollen: Balsam für Prostata und Knochen

Die meisten Menschen glauben, dass Bienen in erster Linie vom Honig leben, doch das stimmt nicht: Bei gutem Wetter werden die Larven mit Blütennektar und Honigtau sowie frischem Pollen versorgt,und gerade letzterer spielt in der Versorgung des Bienennachwuchses eine zentrale Rolle. Die Arbeiterinnen sammeln ihn ein, indem sie sich bei ihrem Blütenbesuch geradezu in den Staubfäden der Pflanze suhlen, sodass beinahe ihr ganzer Körper mit Pollenstaub eingepudert wird. Den bürsten die Tiere dann mithilfe kammartiger Härchen an ihren Beinen heraus und deponieren ihn in kleinen Taschen an den Hinterbeinen, den sogenannten Pollenkörbchen. Dabei wird er noch mit Honigtau und Blütennektar sowie körpereigenen Enzymen vermischt, damit er klebrig wird und leichter transportiert werden kann.

Zurück im Bienenstock verteilen die Arbeiterinnen den Pollen entweder direkt an den Nachwuchs, oder aber sie vermischen ihn mit ihrem Speichel, um ihn in die Wabenzellen zu stopfen.

Zum Abschluss kommt oft noch ein Deckel aus Honig darauf. In diesem Gefäß kann dann der eingespeichelte Pollen unter Mitwirkung von Hefepilzen und Milchsäurebakterien in Ruhe gären, sodass er seine Keimfähigkeit verliert und haltbar wird. Dabei steigt sein Säurewert, und die Mehrfachzucker werden zu Einfachzucker abgebaut – und es entsteht Perga, das Bienenbrot. Dieser Vorgang ähnelt durchaus der Herstellung von Sauerteig durch spezielle Hefe- und Bakterienkulturen, wie sie in guten Bäckereien betrieben wird. Ältere Imker erzählen gerne: »Der Pollen ist das Mehl der Bienen, und das Perga ist das Brot, das sie daraus backen.« Besser kann man es eigentlich nicht ausdrücken.

Viele Imker glauben, dass die Fermentation nicht nur der Haltbarkeit des Pollens dient, sondern auch der besseren Bio-Verwertbarkeit ihrer Inhaltsstoffe. Denn von denen lägen, so die Theorie, viele an chemischen Ketten, die nicht nur den Bienen, sondern auch dem Menschen das Verdauen dieser Substanzen erschwerten, und durch die Fermentation würden diese Hemmnisse beseitigt. Jüngere Studien jedoch widerlegen diese Theorie. Demnach dient das Fermentieren des Pollens einzig seiner besseren Haltbarkeit, während seine Konsistenz weitgehend unbeeinflusst bleibt. Perga ist also gesundheitlich nicht hochwertiger als unverarbeiteter Pollen. Die beiden schmecken allerdings sehr unterschiedlich, weil bei der Herstellung von Bienenbrot ja Milchsäurebakterien am Werk sind. Sie hinterlassen dabei eine mäßig-dezente Säuerung, die der menschliche Gaumen in der Regel als attraktives i-Tüpfelchen empfindet.

Perga: süß-saure Feinkost

Fermentierter Blütenpollen kombiniert und versöhnt kulinarisch zwei Extreme: er schmeckt süß, aber weniger süß als Honig; und sauer, aber weniger sauer als Gelée royale. Perga gehört zweifelsohne zu den besonders leckeren Bienenprodukten. Da Bienenbrot fermentiert ist, passt es besonders gut zu gesäuerten Milchprodukten wie Joghurt, Buttermilch und Kefir. Wenn man den süßen Geschmack unterstreichen möchte, kann man es auch gut mit Honig mischen.

Die Herstellung

Der Pollen wird vom Imker mit einer Pollenfalle gesammelt, die mittlerweile im Imkerei-Fachhandel in diversen Modellen angeboten wird. Das gemeinsame Prinzip aller Pollenfallen besteht in der Regel darin, den Bienen ihren Pollen abzunehmen, bevor sie in ihrem Stock sind. Beispielsweise dadurch, dass man sie vorher durch ein kleines Loch krabbeln lässt, an deren Rändern die Pollenhöschen abgestreift werden. Aus einem Bienenvolk können pro Saison bis zu 20 Kilogramm Pollen gewonnen werden. Erfahrene Imker wissen dabei gut einzuschätzen, wann das Sammeln eingestellt werden muss, um die Versorgung des Bienenvolks nicht zu gefährden.

Der eingesammelte Pollen wird bei maximal 40 Grad so lange getrocknet, bis der Wassergehalt unter sechs Prozent liegt. Pollen, der unter Stickstoff gefroren und im tiefgefrorenen Zustand verkauft wird, gilt als besonders wirksam.

Auch Bienenbrot kann auf verschiedene Weise gewonnen werden, beispielsweise dadurch, dass man es mit einer Walze oder Stanze aus den Waben drückt. Die restlichen Wachsstückchen müssen danach noch entfernt werden. Ein anderes Verfahren besteht darin, die Waben in einen großen Eimer zu geben und mit einer Art Zementmischer zu zerkleinern. Anschließend wird die Masse gesiebt, und die Pollenklümpchen verbleiben im Sieb. Da die Waben leer geschleudert, getrocknet und eingefroren werden, trennt sich der Pollen vom Wachs.

Die Inhaltsstoffe

Vom Bienenpollen sind bereits viele Nährstoffanalysen angefertigt worden. Man weiß also ziemlich gut, was in ihm steckt. Portugiesische Pharmazeuten haben zusammen mit dem Schweizer Apitherapie-Spezialisten Stefan Bogdanov die entsprechenden Analysen ausgewertet und dabei festgestellt, »dass es bei den Inhaltsstoffen offenbar große Unterschiede zwischen den einzelnen Pollentypen gibt«. So findet man in einigen nur zehn, in anderen hingegen 40 Gramm Eiweiß auf 100 Gramm Festmasse. Bei Kalium schwanken die Werte zwischen 400 und 2.000 Milligramm, man deckt also mit 15 Gramm des einen Pollens mehr als ein Viertel, mit 15 Gramm des anderen hingegen nur ein Zwanzigstel des Tagesbedarfs.

Die Unterschiede begründen sich einerseits aus den unterschiedlichen Messmethoden, die bei den einzelnen Untersuchungen angewendet wurden, andererseits aber auch daran, dass die Bienen je nach Region unterschiedliche Pflanzen absammeln. So bedienen sich die Insekten in einem Land wie Portugal naturgemäß an anderen Pflanzen als etwa in Norwegen oder Deutschland. Aber auch innerhalb eines Landes können die Bienenvölker völlig unterschiedliche Blüten anfliegen, und das hat natürlich Einfluss auf die Nährstoffzusammensetzung des Pollens.

Einige wichtige Inhaltsstoffe von Bienenpollen

Hauptnährstoffe in Gramm pro 100 Gramm		*%-Anteil des Tagesbedarfs in 15 Gramm Pollen*
Kohlenhydrate	13 – 55	1 – 4,6
Proteine	10 – 40	5,4 – 22
Fette	1 – 13	0,1 – 4
Ballaststoffe	7 – 20	3,3 – 10

Vitamine und Pro-Vitamine Milligramm pro 100 Gramm		*%-Anteil des Tagesbedarfs in 15 Gramm Pollen*
Beta-Carotin	1 – 20	30 – 600
Vitamin C	7 – 56	2 – 15
Vitamin E	4 – 32	8 – 66
Folsäure	0,3 – 1	20 – 67

Mineralien und Spurenelemente		
	Milligramm pro 100 Gramm	*%-Anteil des Tagesbedarfs in 15 Gramm Pollen*
Kalium	400 – 2.000	5 – 27
Magnesium	20 – 300	2 – 23
Zink	3 – 25	10 – 79
Eisen	1,1 – 17	2 – 37
Kupfer	0,2 – 1,6	4 – 36

Trotz aller Unterschiede ist Bienenpollen fast immer eine ergiebige Quelle für Proteine und deren Bausteine, die Aminosäuren; die meisten Sorten liefern davon mehr als 20 Gramm pro 100 Gramm. Das entspricht ungefähr den Werten von Käse und Fisch und ist deutlich mehr als bei Eiern. In den Stöcken spanischer Bienen fand man Pollensammlungen, von denen man nur eine einzige 15-Gramm-Portion essen muss, um den kompletten Tagesbedarf an freien Aminosäuren zu decken. In Bezug auf pflanzliche Herkunft sind Apfel-, Raps- und Ginsterpollen als besonders ergiebige Proteinquellen einzuschätzen.

Bei den Fetten des Pollens ist deren Zusammensetzung zu berücksichtigen. Sieht man von Sonnenblumenpollen ab, bestehen die Pollenfette nämlich zu mehr als der Hälfte aus ungesättigten Fettsäuren, und hier dominieren wiederum Omega-3-Fettsäuren, denen Wissenschaftler unter anderem eine entzündungs- und allergiehemmende Wirkung auf den Menschen bescheinigen. »Kaum ein anderes pflanzliches Lebensmittel kann im Hinblick auf diese Fettsäuren mit Bienenpollen mithalten«, betont der Apitherapeut Bogdanov.

Erstaunlich hoch ist auch der Folsäure-Anteil der meisten Pollentypen, selbst Sorten, die bei diesem B-Vitamin weniger ergiebig sind, liefern noch pro Portion ein Fünftel unseres Tagesbedarfs. Folsäure sorgt für das Wachstum und die Teilung der roten Blutkörperchen, außerdem sensibilisiert sie die Bildung von Antikörpern, ist also auch am Immunsystem beteiligt. Im Gehirn fördert sie die Produktion des Botenstoffs Noradrenalin, und in der Schwangerschaft senkt sie das Risiko von Fehl- und Frühgeburten sowie beim Neugeborenen das Risiko vom sogenannten Neuralrohrdefekt (»offenen Rücken«). Viele Frauen bekommen während der ersten Wochen ihrer Schwangerschaft oder sogar schon, wenn sie nur ein Kind planen, ein Folsäure-Präparat verschrieben. Pollen und Bienenbrot können da eine Alternative sein.

Bei den Mineralien fällt der hohe Eisenwert des Pollens auf. Je nach Typ kann hier schon eine 15-Gramm-Portion des Bienenprodukts reichen, um mehr als ein Drittel des täglichen Eisenbedarfs zu decken – wobei allerdings zu berücksichtigen ist, dass der menschliche Körper pflanzliches Eisen etwas schlechter verwertet als das Pendant aus tierischen Lebensmitteln. Das Spurenelement bildet bei uns den Metallkern des Blutfarbstoffes Hämoglobin, außerdem ist es in den Enzymen enthalten, die für die Atmungskette zuständig sind. Es hält also Körper und Geist unter Dampf; Eisenmangel dagegen macht uns müde und ausgelaugt.

Der Zinkwert von Pollen ist ebenfalls beträchtlich, daher reicht unter Umständen bereits eine Portion, um uns mit vier Fünftel dessen zu versorgen, was wir täglich von dem Mineral verzehren sollten. Zink ist in unserem Körper an der Bildung von etwa 300 Enzymen beteiligt, weswegen es eine sehr breite Wirkungspalette hat. Beispielsweise erhöht es die Wirkung von Insulin und die Produktion von Sexualhormonen, zusammen mit Folsäure und Vitamin B12 fördert es die Regeneration der Zellen. Darüber hinaus wird Zink vom Immunsystem sowie zur Herstellung von Haut, Haaren und Nägeln benötigt. Studien zeigen, dass wir besser vor Atemwegsinfekten geschützt sind, wenn wir uns mit Extraportionen des Spurenelements versorgen. Pollen und Bienenbrot kann da wiederum eine ergiebige Quelle sein.

Von großer Bedeutung sind schließlich auch die Carotinoide, Sterole und Polyphenole des Pollens. Sie zählen zu den sekundären Pflanzeninhaltsstoffen, die den Körper vor Entzündungen, Oxidationen und bösartigen Zellveränderungen sowie erhöhten Cholesterinwerten und Verhärtungen der Blutgefäßwände schützen. Die Sterole sind hauptverantwortlich für den medizinischen Effekt des Pollens auf Harnblase und Prostata.

Die Polyphenole vermuten Ernährungswissenschaftler eigentlich eher in Rotwein, Schokolade und Tee, doch der Schweizer Pharmazeut Bogdanov fand im Pollen teilweise Werte von über 8.000 mg auf 100 Gramm, was von keinem der genannten Lebensmittel auch nur annähernd erreicht wird. Der Grund: Der Pollen ist so etwas wie ein Pflanzenextrakt, den die Biene aus einem pflanzlichen Bestandteil gewinnt – und in einem Extrakt befinden sich die medizinischen Wirkstoffe in erhöhter Konzentration.

Vom Pflanzen-Schutz zum Menschen-Segen

Die Polyphenole wurden früher als Gerbstoffe bezeichnet, doch von diesem Begriff hat man sich mittlerweile verabschiedet, weil er ein falsches Bild dieser Substanzen zeichnet, denn sie können weitaus mehr als nur »gerben«. Sie befinden sich vor allem in den Randschichten und eben auch in den Blütenpollen von Pflanzen, und so, wie sie dort zum Schutz vor Umwelteinflüssen beitragen, schützen sie auch den menschlichen Körper vor allerlei Schäden.

Die Bienen nehmen bei ihren Blütenbesuchen die Pollen samt Polyphenolen in sich auf, und wenn sie sie dann mit ihrem Speichel verkleistern, verdichten und einlagern, kommt es noch einmal zu einer Steigerung der Polyphenolkonzentration. Apitherapeuten vermuten, dass dieser Effekt wesentlich zu den gesundheitlichen Wirkungen von Pollen und Bienenbrot beiträgt.

Wirksamer durch Einweichen

Noch vor einigen Jahren bezweifelten Wissenschaftler, ob der menschliche Verdauungsapparat die Nährstoffe aus dem harten und soliden Bienenpollen überhaupt verwerten könnte. Inzwischen haben diverse Studien zumindest für die Proteine eine Verwertungsquote von rund 50 Prozent nachweisen können. Bei den Kohlehydraten liegen die Quoten lediglich bei 15 Prozent, doch die sind für den medizinischen Wert von Pollen ohnehin bedeutungslos. Für die sekundären Pflanzeninhaltsstoffe liegen zwar keine verlässlichen Daten vor, doch die Tatsache, dass für Pollen diverse medizinische Effekte gefunden wurden, die man typisch für diese Wirkstoffgruppe bezeichnen kann, gibt einen deutlichen Hinweis darauf, dass unser Verdauungsapparat sie offenbar recht gut aufschließen und verwerten kann.

Nichtsdestoweniger bieten einige Anbieter und Händler den Pollen zerkleinert an (»Cracked Pollen«), um ihn besser verwertbar zu machen. Der Apitherapie-Experte Bogdanov hält dies für entbehrlich: »Man kann den Pollen vor dem Verzehr einige Stunden in Wasser oder einer anderen Flüssigkeit einweichen, so wie man es bei einigen Vollkornprodukten ja auch macht.«

Interessant ist, dass Bienenpollen offenbar sogar die Verwertung anderer Nahrungsmittel verbessert. Mäuse und Hühner entwickelten sich deutlich besser, sobald man ihnen Bienenpollen unters Futter mischte. Die Erklärung liegt vermutlich darin, dass er die Darmflora der Tiere unterstützt. Ähnliches kann man auch für den Menschen vermuten: Der Bienenpollen gehört also durchaus zu den präbiotischen Nahrungsmitteln.

Futter für die Darmflora

Präbiotika sind unverdauliche oder kaum verdauliche Lebensmittelbestandteile, die das Wachstum und/oder die Aktivität bestimmter Bakterienarten im Dickdarm anregen und dadurch die Gesundheit des Wirts verbessern. Oder anders ausgedrückt: Wir Menschen können sie kaum verwerten, doch die mikrobiotischen Dauergäste in unserem Darm können das, und wenn diese sich wohlfühlen, dann nutzt das am Ende auch uns. Präbiotika gehören zu den Zusätzen, die am häufigsten überhaupt von der Lebensmittelindustrie eingesetzt werden. Mit Bienenbrot und Pollen hätte man eine vollwertige Alternative dazu.

Die gesundheitlichen Effekte

Ein sanftes Antibiotikum

Von Eukalyptusblättern ist schon länger bekannt, dass sie ätherische Öle mit antibiotischer Wirksamkeit enthalten. Doch für ihre Pollen gilt das offenbar nicht. Dafür entdeckten Forscher diese Effekte bei Pollen, die vom Bienenvolk an Hahnenfuß und Stechginster eingesammelt wurden. Was wieder einmal verdeutlicht, dass gerade von angeblichen Unkräutern und unscheinbaren Sträuchern oft die größten Heileffekte ausgehen.

Wirkungsvoller Entzündungshemmer

Entzündungen sind die Antwort des Körpers auf Gewebeschäden und insofern durchaus erwünscht. Allerdings führen sie auch oft zu Schwellungen, verstärkter Durchblutung und anderen physiologischen Veränderungen, die in mehr oder weniger starken Schmerzen ausmünden können. Viele Schmerzmedikamente – insbesondere in der Rheumatherapie – zählen daher auch zu den Entzündungshemmern. Allerdings besitzen sie in der Regel starke Nebenwirkungen, man denke nur an die Magen- und Zwölffingerdarmgeschwüre, die durch die längere Einnahme von Acetylsalicylsäure (ASS) und Diclofenac provoziert werden.

Pollen und Bienenbrot könnten da eine echte Alternative sein. So zeigte Pinienpollen in Laborstudien eine ähnliche dämpfende Wirkung auf Entzündungsprozesse wie die üblichen Medikamente, allerdings mit deutlich geringerem Risikopotenzial. Ob dies auch für andere Pollentypen gilt, ist bislang nicht untersucht.

Pollen-Hilfe für die Prostata

Viele Imker empfehlen Pollen zur Behandlung von Prostataerkrankungen, und sie verwenden ihn auch selbst für diesen Zweck. Oft tun sie das, weil ihnen andere Bienenzüchter davon erzählt haben und diese Anwendung eine lange Tradition in der Volksmedizin hat. Mittlerweile gibt es aber auch viele wissenschaftliche Studien dazu. Ein italienisches Forscherteam kommt nach Auswertung dieser Arbeiten zu einem überwiegend positiven Ergebnis.

Demnach hemmt Pollenextrakt die für Prostataentzündungen maßgeblichen Botenstoffe (Prostaglandin und Leukotrien) ähnlich effektiv wie die Medikamente Diclofenac und Indomethacin. Verglichen mit ASS lässt sich sogar eine zehnmal höhere antientzündliche Wirkung feststellen – und das ohne die für Schmerzmittel typischen Nebenwirkungen. In tierexperimentellen Untersuchungen wirkte sich Pollenextrakt positiv auf die benigne (gutartige, durch männliche Hormone induzierte) Prostatavergrößerung sowie das Wachstum von bösartigen Prostatakrebszellen aus. Für diesen Effekt dürften vor allem die pflanzlichen Sterole und Polyphenole verantwortlich sein.

Eine Krankheit mit hohem Leidensdruck

Die chronische Entzündung der Vorsteherdrüse (Prostatitis) ist eine der häufigsten Erkrankungen bei Männern über 50 Jahren. Sie zeigt sich in Symptomen wie nächtlichem Harndrang, anhaltendem Beckenschmerz sowie Schmerzen bei Blasenentleerung und Ejakulation, oft geht sie einher mit Potenzschwäche und anderen sexuellen Funktionsstörungen. Der dadurch erzeugte Leidensdruck kann – je nach Stärke der Beschwerden – enorm sein.

In klinischen Studien am Menschen zeigte Pollenextrakt eine Ansprechrate von rund 80 Prozent, vier Fünftel der Prostatitis-Patienten hatten also eine deutliche Besserung ihrer Symptome erfahren. Diese positiven Effekte überdauerten bei guter Verträglichkeit des Extraktes die kompletten drei Monate, in denen die Therapie zum Einsatz kam. Am besten untersucht sei, so das Forscherteam um den italienischen Urologen Tommaso Cai, ein Kombi-Extrakt aus Roggengras-, Mais- und Lieschgraspollen. Aber auch die Daten zu den Pollenextrakten von Soja und afrikanischer Kirsche seien ermutigend.

Pollen-Hilfe für die Wechseljahre

Mehrere klinische Studien haben nachweisen können, dass Pollen bei klimakterischen Beschwerden von Frauen helfen können. Dabei zeigte sich eine deutliche Verringerung zentraler Symptome wie Schlafstörungen, Reizbarkeit und Hitzewallungen. Hauptverantwortlich für diese Effekte sind die Polyphenole sowie die Phytoöstrogene der Pflanzen, die sich im Pollen der Pflanze befinden. Im Unterschied zu konventionellen Hormonpräparaten sind dabei keine Nebenwirkungen zu befürchten.

Pollen-Hilfe für die Leber

Auch die Leber, die größte Drüse des Menschen, profitiert vom Bienenpollen. In einer Studie der Universität Bukarest zeigten Patienten mit chronischer Hepatitis eine deutliche Besserung, nachdem man ihnen 30 Tage lang Bienenbrot verabreicht hatte. »Dieser Effekt lässt sich dadurch erklären, dass der Pollen die antioxidativen Enzyme in der Leber aktiviert und die oxidativen Prozesse an den Fetten hemmt«, erklärt Bogdanov. Dadurch könnte sich das Organ besser von seiner täglichen Entgiftungsarbeit erholen. In einer anderen Studie senkte man die Blutfettwerte von Dialyse-Patienten, indem man ihnen Bienenpollen verabreichte.

Wirkungsvoller Radikalefänger

Gerade schwere und chronische Erkrankungen wie Alzheimer, Arthritis, Arteriosklerose, Hepatitis und grauer Star werden von aggressiven Sauerstoffverbindungen, den sogenannten freien Radikalen mitverursacht. Denn diese Verbindungen setzen das Gewebe unter oxidativen Stress, man kann ihre chemische Wirkung mit dem Rostfraß vergleichen, unter dem ein Fahrrad zu leiden hat, wenn es dauernd ungeschützt im Regen stehen muss. Doch die freien Radikale lassen sich – bis zu einem gewissen Grad – durch Radikalefänger entschärfen, und zu den wirksamsten gehören hier die in Pollen und Bienenbrot reichlich enthaltenen Polyphenole.

Oxidativer Stress: Die Rache der Verlierer

Oxidativer Stress im Körper entsteht durch freie Radikale, die wiederum entstehen, wenn unser Körper mit aggressiven Chemikalien konfrontiert wird, wie etwa Tabakqualm, Smog und Pestiziden oder wenn er aggressiv bestrahlt wird, wie es beim Röntgen oder einem ausgiebigen Sonnenbad der Fall ist. Dann kommt es zu chemischen Reaktionen, an deren Ende die Radikale stehen – und die meinen es nicht gut mit uns.

Denn ein Radikal ist so etwas wie der tragische und rachsüchtige Held im großen Schauspiel der Chemie. Normalerweise geht es darin halbwegs fair zu, insofern sich die Atome und Moleküle untereinander mit einzelnen Teilstücken aushelfen, und am Ende haben alle etwas davon. Bei den Radikalen aber stimmt die Rechnung am Ende einfach nicht. Sie gehen aus den chemischen Reaktionen als gezeichnete Verlierer hervor, in deren Hülle die Elektronen nicht, wie es sonst üblich ist, in Paaren, sondern zum Teil nur als Singles herumschwirren. Ein Defizit, das die Radikale unbedingt verändern wollen, weswegen sie sich aggressiv an den Elektronen anderer Atome und Moleküle bedienen. »Sie attackieren wichtige Zellbestandteile wie Fette, Eiweiße, Kohlenhydrate und vor allem auch das Erbgut«, erklärt Michaela Döll, Lehrbeauftragte für Lebensmittelchemie an der Universität Braunschweig. An den attackierten Strukturen kommt es, wie Döll weiter ausführt, zu Oxidationen, »vergleichbar dem Rostvorgang des Eisens oder dem Ranzigwerden von Fett«. Dass dies nicht gut ausgehen kann, liegt auf der Hand.

Am Ende stehen Schädigungen von Hormonen, Enzymen, Zellwänden und Erbgut. Wissenschaftler machen die Angriffe der freien Radikale mitverantwortlich für zahlreiche Erkrankungen, wie etwa Krebs, Arteriosklerose, Arthritis, grauen Star, Alzheimer und Parkinson. Und das Altern ist letzten Endes auch nichts anderes als ein schleichendes Kapitulieren des Körpers vor dem oxidativen Stress.

Aus Laborstudien weiß man mittlerweile, dass Bienenpollen sogar die oxidativen Wirkungen von giftigen Pestiziden, Röntgenstrahlen und Medikamenten abfedern können. Und zwar nicht nur durch sein eigenes Radikalefänger-Potenzial, sondern auch dadurch, dass der Pollen die antioxidativen Kapazitäten des Körpers aktiviert. Er greift also den »oxidativen Rostfraß« von zwei Seiten her an, allerdings bestehen da wohl, wie mexikanische Forscher ermittelten, große Unterschiede zwischen den einzelnen Pollentypen. So zeigte sich der Bienenpollen aus Studentenblumen und Nachtschatten als besonders effektiver Radikalefänger, während der aus Amaranth gewonnene Pollen in dieser Hinsicht eher schwach war; Mais-, Hahnenfuß- und Zweizahnpollen rangierten in der Mitte. Mais, Hahnenfuß und Studentenblume gibt es auch bei uns, Amaranth, Zweizahn und Nachtschatten hingegen nicht.

Interessanterweise zeigte die antioxidative Kraft der einzelnen Pollentypen keinen Zusammenhang mit ihrem quantitativen Polyphenolwert. Wohl aber mit deren Zusammensetzung. Wie effektiv also ein Bienenpollen freie Radikale einfangen und unschädlich machen kann, hängt im Wesentlichen davon ab, wie seine einzelnen Polyphenole miteinander kombiniert werden, und nicht von deren Menge.

Pollen und Bienenbrot eignen sich zur Prävention und Therapie von:

Appetitschwäche (vor allem Lavendel- und Rosmarinpollen)
Arthritis
Arteriosklerose
Blutarmut
Chronische Beckenschmerzen (bei Männern)
Chronische Hepatitis
Diabetes Typ II
Erhöhte Cholesterinwerte
Hirnleistungsstörungen (vor allem Thymianpollen)
Prostatitis
Schlafstörungen und Nervosität (vor allem Akazien- und Citruspollen)
Wechseljahresbeschwerden

Einkauf, Anwendung und Dosierung

Bienenpollen und Perga erhält man bei einigen Imkern (vor allem in Polen), deren Produkte man teilweise auch im Internet-Handel beziehen kann, auch einige Apotheken und Reformhäuser haben die beiden Bienenprodukte im Sortiment. Als Tagesdosis werden 15 Gramm Perga oder Pollen empfohlen. Man kann sie ins Frühstücksmüsli einrühren, wobei man danach mindestens eine halbe Stunde oder sogar eine Nacht bis zum Verzehr verstreichen lassen sollte (also die Müsli-Pollen-Mischung am Abend zubereiten und am nächsten Morgen dann essen).

Inzwischen werden Pollen auch als Extrakte angeboten, unter anderem als *Cernilton*, *Cernitron*, *Cernitin*, *Femal*, *Flower Pollen*, *Pollstimol*, *Swedish Flower Pollen*, *HerbaMen Pollenextrakt*, *CBD Pollenextrakt*. Man erhält sie in Apotheken oder im Internet-Handel. Die Dosierung richtet sich nach den jeweiligen Packungsbeilagen. Das Präparat mit den meisten wissenschaftlichen Belegen ist *Cernitin*.

Mögliche Nebenwirkungen

Im Unterschied zu den weitverbreiteten Allergien gegen Blütenpollen (»Heuschnupfen«), ist die Überempfindlichkeit beim Verzehr von Bienenpollen und Bienenbrot nicht größer als bei anderen Lebensmitteln. Mäßig gebeutelte Heuschnupfen-Patienten sollten jedoch sicherheitshalber mit kleinen Portionen von etwa einem Gramm einsteigen und dann langsam und sukzessive die Dosis steigern. Die Pollen von Korbblütlern wie Löwenzahn und Sonnenblume gelten als besonders problematisch. Wer unter heftigem Heuschnupfen leidet, sollte komplett auf die Therapie verzichten.

Bienengift: Heilkraft aus dem Stachel

Bienenstiche gehören nicht gerade zu den Ereignissen, die in uns angenehme Gedanken hervorrufen, sie rangieren mindestens auf einer Ebene mit einer Zahnwurzelbehandlung. Man denkt dabei unwillkürlich an Schmerzen und Schwellungen, möglicherweise sogar an heftige Allergien, die zum lebensbedrohlichen Schockzustand führen können. Auch hat wohl jeder schon eine Geschichte, in er eine Biene in die angebrochene Cola-Dose hineingekrochen ist, und dann, wenn der Mensch aus dieser Dose trinkt, in dessen Rachen fliegt, dort zusticht und das Gewebe so stark anschwellen lässt, dass er jämmerlich erstickt. Wer von solchen Tragödien gehört hat, kann sich nicht vorstellen, sich freiwillig von einer Biene in den Mund stechen zu lassen. Und doch gibt es so etwas im Reich der Apitherapie. Es nennt sich Mikro-Apipunktur, und es wird in Japan und Korea mit einer ähnlichen Selbstverständlichkeit durchgeführt wie bei uns das Verordnen einer Einlegesohle.

Der Patient sitzt dabei in einem Behandlungsstuhl, mit weit geöffnetem Mund, so wie beim Zahnarzt. Und der Apitherapeut hat eine Pinzette, in der er eine noch lebende Biene eingezwängt hat. Mit ihr geht er dann in den Mund des Patienten, um dessen Mundschleimhaut mit Bienengift zu punktieren. Und zwar an zehn ausgewählten Punkten, für jeweils weniger als eine Sekunde. Das Erste, was dem Patienten dabei zu seiner Erleichterung auffällt: Es tut praktisch nicht weh. Denn die Menge Bienengift pro Stich ist zu gering, um wirklich Schmerzen verursachen zu können. Es brennt ein wenig, aber mehr nicht. Allerdings wird das Gesicht allmählich warm, und dann der Nacken, die Schultern und schließlich der komplette Oberkörper. Es ist ein angenehmer Wärmestrom, ähnlich wie beim Autogenen Training. Nach etwa anderthalb Stunden schleicht er sich aus; genauso leise, wie er gekommen ist. Und mit ihm verschwindet der Rückenschmerz, mit dem man noch am Morgen aufgewacht ist. Alles nur Einbildung? Produkt eines gewissermaßen »stichhaltigen« Plazebos? Schwer zu sagen; aber beeindruckt ist man in jedem Falle.

Erst Honig, dann Stich!

Bienengift wurde bereits im antiken Ägypten und China als Therapeutikum angewendet, und auch Hippokrates nutzte es bereits: zur Behandlung von Gelenkerkrankungen. Ein Einsatzgebiet, das auch aus heutiger Sicht der Wissenschaft sinnvoll erscheint. Trotzdem geriet die Bienengifttherapie nach Hippokrates lange Zeit in Vergessenheit. Bis zum Ende des 19.Jahrhunderts, als der Arzt Philipp Terč sie wiederentdeckte.

Der slowenisch-österreichische Mediziner interessierte sich schon früh für die Imkerei und stellte dabei fest, dass seine eigenen Gelenkbeschwerden deutlich nachließen, nachdem er von Bienen gestochen worden war. Also konzipierte er eine spezielle Bienengifttherapie, wobei er vor dem großen Problem stand, wie man die Insekten dazu bewegen konnte, genau da hinzustechen, wo es erwünscht war. Seine Lösung: Er bestrich diese Stellen mit Honig, und wenn sich dort genug Bienen niedergelassen hatten, warf er ein Stück Tuch auf sie, sodass sie erschraken und zustachen.

Im Jahre 1888 veröffentlichte Terč eine umfangreiche Studie, in der die therapeutische Wirkung von rund 39.000 Bienenstichen auf 173 Patienten mit rheumatoider Arthritis beschrieben wurde. Demnach konnten 82 Prozent der Patienten von ihrer Gelenkerkrankung geheilt werden. Was sicherlich übertrieben war, denn Arthritis gilt mittlerweile als unheilbar. Aber den Patienten ging es offenbar so gut, dass sie sich im Überschwang als geheilt sahen.

Einige Kollegen von Terč fanden dessen Tuch-Methode zu unpräzise, sodass sie lieber die Bienen oder deren Stachel samt Giftsack mit einer Pinzette packten, um besser zielen zu können. So wird es heute auch noch vielerorts in Japan und Korea praktiziert, doch aus Sicht des Tierschutzes ist das natürlich auch nicht besser, als wenn man die Tiere mit einem Tuch zum Zustechen reizt. Denn egal was die Tiere zum Zustechen bringt: Es endet in der Regel tödlich für sie.

Um das zu verhindern, kann man die Tiere durch eine feine Metallmembran stechen lassen, die so engmaschig ist, dass der Stachel aufgrund seiner konischen Form nicht hängen bleibt. So wird auch etwas weniger Gift abgegeben, und die Bienen bleiben am Leben. Die dazu benötigten Membrannetze gibt es im Handel.

Die moderne Gewinnung von Bienengift

Neben dem direkten Stich kann man aber auch das Gift der Tiere behutsam »ernten«, um es dann per Injektionsnadel zu injizieren. Die bekannteste Methode zu diesem Zweck ist die *Drahtstromfalle*, wobei am Fluglochbereich des Stocks eine Glasplatte befestigt wird, über die eine Membran mit dünnen, elektrisch leicht geladenen Drähten gespannt ist.

Die Tiere müssen beim An- oder Abfliegen über dieses Stromfeld laufen und erhalten dabei einen kurzen Elektroreiz, der sie dazu bringt, etwas von ihrem Gift durch die Membran auf die Glasplatte zu spritzen. Dort trocknet es an, sodass man es später abschaben und weiterverarbeiten kann. Bienengift kann einige Tage bei null bis fünf Grad gelagert werden, bevor es zur Dauerkonservierung auf minus 20 Grad tiefgefroren wird. In diesem Zustand lässt es sich mehrere Jahre lagern, ohne an pharmazeutischer Aktivität zu verlieren.

Die Giftgewinnung erfordert Aufmerksamkeit

Beim Giftsammeln per Drahtstromfalle bleiben die einzelnen Bienen intakt, weil sie nur ein wenig Gift abgeben und keine schweren Verletzungen durch das Herausreißen des Stachels erleiden. Allerdings muss man auch bei dieser relativ sanften Methode behutsam dosieren, denn wenn man die Tiere per Drahtstromfalle zu oft zur Giftabgabe reizt, geraten sie in permanenten Angriffszustand. Dadurch verlieren sie neben ihrer körperlichen Kraft auch ihren Fokus auf das Wohl des Bienenvolkes, und Bruttätigkeit sowie Honigertrag können deutlich zurückgehen.

Das Bienengift für die Apitherapie wird in erster Linie in Osteuropa, im Fernen Osten sowie in Nord- und Südamerika produziert. Um es für die Medizin zur Injektionstherapie verwendbar zu machen, wird es in eine heiße, sterile und isotone Kochsalzlösung im Verhältnis ein Gramm Gift auf einen Liter Lösung gegeben. Danach wird diese Mischung durch einen Filter in Ampullen abgefüllt.

Die Inhaltsstoffe

Das frisch ausgeschiedene Bienengift ist eine sirupähnliche, gelblich schimmernde Flüssigkeit. Ihr Geschmack ist bitter, der Geruch erinnert an Honig, und der pH-Wert liegt mit 4,5 bis 5,5 deutlich im sauren Bereich. Der Wassergehalt variiert zwischen 55 und 70 Prozent.

Die Trockensubstanz des Bienengifts besteht aus:

Melittin
Diese Eiweißverbindung bildet mit über 50 Prozent den Hauptwirkstoff. Sie besteht aus insgesamt 26 Aminosäuren und zählt zu den »porenbildenden Toxinen«, die regelrecht Löcher in die Membranen unserer Körperzellen bohren können. Solche Substanzen werden beispielsweise auch von gefährlichen Bakterien wie den Staphylokokken und Clostridien hergestellt, was bereits deutlich macht, dass mit ihnen nicht zu spaßen ist. Deswegen kann auch Melittin in hohen Dosierungen sehr unangenehm sein, beispielsweise zu schweren Entzündungen, Schmerzen und Bronchialkrämpfen führen und sogar rote Blutkörperchen auflösen. Andererseits konnten Forscher nachweisen, dass

es die Beweglichkeit von Borrelien einschränkt, die als Erreger der berüchtigten Borreliose bekannt sind.

Am interessantesten ist aber, dass Melittin als Entzündungsauslöser keine Konkurrenz duldet. Wenn also im Körper eines Menschen bereits Entzündungsprozesse aktiv sind, werden sie von der Bienensubstanz unterdrückt. Und das Gute ist, dass man es dazu nur in kleinen Dosierungen verabreichen muss. Die Entzündungen des Körpers, wie etwa bei Arthritis, werden also nicht etwa durch andere Entzündungen ersetzt, was ja letzten Endes nur ein Pyrrhussieg wäre. Sondern sie werden von einem anderen, »neidischen« Entzündungstrigger verdrängt, der aber selbst zu schwach vertreten ist, um seinerseits eine Entzündung hervorrufen zu können.

Phospholipase A2

Macht ungefähr 12 Prozent der Bienengift-Trockenmasse aus. Dieses Enzym kann ebenfalls rote Blutkörperchen auflösen, senkt außerdem den Blutdruck und hemmt die Blutgerinnung. Phospholipase A2 ist das stärkste Allergen des Bienengifts.

Apamin

Stellt nur zwei bis drei Prozent des Bienengifts – doch die haben es in sich, weil Apamin ein hocheffizientes Nervengift ist. Es kann komplette Ionenkanäle blockieren und dadurch bestimmte Hirnneuronen regelrecht lahmlegen, sodass sie keine Signale mehr übertragen. Andererseits kann Apamin sich auch wie ein Schutzmantel über dopaminerge Neuronen legen, was man beispielsweise für die Prävention und Therapie von Parkinson nutzen kann. Nicht zu vergessen: Apamin stimuliert die Freisetzung von körpereigenem Cortison und wirkt dadurch entzündungshemmend.

Hyaluronidase

Mit zwei Prozent ebenfalls eine Minderheit im Wirkstoffkomplex des Bienengifts. Doch das Enzym ist ebenfalls hochinteressant, denn es sorgt dafür, dass sich die anderen Stoffe des Bienengifts besser im Gewebe verteilen können. In der Pharmazie bezeichnet man so etwas als »Wirkstoff-Booster«, weil er den Effekt des Arzneimittels erhöht. Er wird den Präparaten gezielt zugemischt – beim Bienengift ist das überflüssig, denn da wird der Booster bereits mitgeliefert: nämlich in Gestalt von Hyaluronidase.

Histamine

Sie stellen weniger als ein Prozent des Wirkstoffkomplexes, doch sie sind ja schon in winziger Dosis überaus aktiv. Zu ihren Wirkungen gehört das Erweitern der Blutgefäße und die Erhöhung der Durchlässigkeit in den Kapillaren, die das Gewebe mit Nährstoffen versorgen und es von Abfallstoffen befreien. Auch das kann man natürlich therapeutisch nutzen. Allerdings spielen Histamine auch eine wichtige Rolle bei allergischen Reaktionen.

Dopamin und Noradrenalin

Sie zählen zu den Hirnbotenstoffen, haben also einen starken psychoaktiven Effekt, der unser Verhalten und unsere Empfindungen extrem verändern kann. Im Bienengift haben sie den biologischen Sinn, uns noch aufgeregter und hektischer zu machen, als wir durch das Stichereignis ohnehin schon sind, denn wenn wir die Kontrolle verlieren, sind wir für den Bienenstock weniger gefährlich, als wenn wir voll bei Verstand wären. Sofern uns jedoch das Bienengift im Rahmen einer Apitherapie verabreicht wird, fungieren Dopamin und Noradrenalin eher als anregender Glücklich- und Muntermacher. Die Wirkung psychoaktiver Substanzen hängt eben wesentlich von der psychischen Verfassung (»set«) und der Umgebung (»setting«) ab, unter denen sie verabreicht werden.

Alarmpheromone

Sie können bis zu acht Prozent des Bienengifts ausmachen. Aber ihre Wirksamkeit betrifft eher die Biene als den Menschen. Denn sie wirken als Pheromone, die nach dem Stich den anderen Bienen signalisieren, dass sie ebenfalls zustechen sollen. Die Alarmpheromone sind also der Grund dafür, dass eine Biene nach dem Stich nicht allein bleibt: Es werden noch weitere kommen, die ebenfalls stechen wollen. Die wichtigste Erste-Hilfe-Regel nach einem Bienenstich besteht daher darin, dass man sich schleunigst verdrücken sollte.

Apipunktur

Wie für alle natürlichen Heilmittel, so gilt auch für Bienengift, dass es mehr ist als die Summe seiner Teile. Es handelt sich vielmehr um ein Gemisch, dessen einzelne Be-

Qi im Visier

Die Akupunktur wurde vor etwa 3000 Jahren in China entwickelt; ihre älteste schriftliche Erwähnung findet sich bereits im zweiten Jahrhundert vor Christus. Erst in der zweiten Hälfte des zwanzigsten Jahrhunderts verbreitete sie sich in Europa, wo sie jedoch schon öfter als viele andere Komplementärverfahren als Ergänzung zur Schulmedizin angewandt wird.
Theoretische Grundlage der Akupunktur ist die Vorstellung vom *Qi*, das als Lebensenergie unseren Körper durchströmt. Es soll in Leitbahnen, den sogenannten *Meridianen*, durch den Körper fließen und an mehr als 700 Punkten dicht unter der Hautoberfläche leicht erreichbar sein, ungefähr 400 davon werden als Akupunkturpunkte genutzt, an denen gezielt Nadeln gesetzt werden. Diese sind steril und speziell geschliffen, sodass der Patient nur wenig vom Einstich spürt. Nach einiger Zeit kann ein dumpfes Schwere- oder Wärmegefühl in den behandelten Bereichen entstehen. Die Nadeln verbleiben etwa 20 bis 30 Minuten in der Haut.
Die Akupunktur wird mittlerweile auch hierzulande zur Behandlung diverser Krankheiten eingesetzt und teilweise von den gesetzlichen Krankenkassen bezahlt. Denn seit einigen Jahren ist sie in der Medizin kein Außenseiterverfahren mehr und – vor allem im Rahmen der Schmerzbehandlung – wissenschaftlich solide belegt.

standteile sich in ihrer Wirkung gegenseitig unterstützen oder auch hemmen. Wie das im Einzelnen funktioniert, kann bisher niemand genau sagen. Aber es existieren inzwischen – sowohl im Labor als auch in der konkreten Anwendung am Menschen – viele Studien, die zeigen, wie Bienengift auf den menschlichen Organismus wirkt und gegen welche Krankheiten es helfen kann. Die meisten dieser Untersuchungen stammen aus Japan, China und vor allem Korea, weil man dort das Bienengift im Rahmen der traditionsreichen Akupunktur schon sehr lange kennt: Als sogenannte *Apipunktur*.

Die Apipunktur kann durch Bienenstachel oder Bienen erfolgen, die mit einer Pinzette an ausgewählten Punkten zum Einsatz kommen. In Asien sind diese Methoden durchaus noch üblich, wobei in Japan gerne die oben geschilderte Mikro-Apipunktur im Mund angewandt wird. Eine Alternative dazu besteht darin, vorproduziertes Bienengift einzukaufen und es per Injektionsnadel in die ausgewählten Punkte einzubringen, was nicht nur tierfreundlicher, sondern auch hygienischer ist.

Die medizinischen Wirkungen der Bienengifttherapie

Entzündungshemmend bei Arthritis

Für das Wirkungspotenzial von Bienengift bei Arthritis existiert mittlerweile ein dichtes Netz an Hinweisen und Belegen. So konnte man in den USA feststellen, dass Imker seltener unter Gelenkbeschwerden leiden als andere Berufsgruppen. Dabei kommt eine besondere Eigenschaft von Melittin zum Tragen: Es wirkt in einem bereits entzündeten Gewebe entzündungshemmend und regt die Produktion von Cortisol in den Nebennieren an. Bei gesundem Gewebe macht es das nicht, denn da sorgt es dann selbst für eine Entzündung – wie man ja nach einem Bienenstich leidvoll feststellen muss.

Nicht umsonst nimmt sich in den letzten Jahren auch die klinische Forschung der Bienengift-Therapie an. Dabei findet auch die »Apipunktur« ein zunehmendes Interesse. Im April 2018 erschien eine Studie des Bao'an Hospital of Traditional Chinese Medicine in Shenzhen. Darin erhielten 120 Arthritis-Patienten entweder eine Behandlung mit Methotrexat und Celecoxib, zwei bewährten, aber nebenwirkungsreichen Medikamenten der Rheuma-Therapie. Oder aber, sie erhielten eine Bienengiftinjektion an fünf bis 15 Punkten, die normalerweise von der Akupunktur in der Behandlung von Arthritis angewendet werden. Die Studie dauerte acht Wochen, und nach dieser Zeit zeigten beide Gruppen mit etwa 80 Prozent eine gleich hohe Ansprechrate. Was konkret bedeutet, dass Symptome wie Schmerzen und Morgensteifigkeit sowie Schwellungen und Druckempfindlichkeit am Gelenk in beiden Gruppen in gleichem Maße zurückgingen; und auch ihre Rheumawerte im Blut zeigten ähnliche Verbesserungen. Im Unterschied zu den Medikamenten zeigte die Apipunktur jedoch kaum Nebenwirkungen.

Weniger Rückenschmerzen

Ein koreanisches Forscherteam veröffentlichte im Herbst 2017 eine Studie zum Einsatz von Apipunktur bei Rückenschmerzen. Dabei wurden 54 Patienten auf zwei Gruppen verteilt: Die eine erhielt zusätzlich zum konventionellen Schmerzmittel Loxoprofen (das ähnlich wirkt wie Ibuprofen) Bienengiftinjektionen an ausgewählten Akupunkturpunkten. Sie wurden auf sechs Sitzungen in drei Wochen verteilt, wobei man die Dosis von Woche zu Woche steigerte. Die andere Gruppe erhielt an den gleichen Stellen ebenfalls Injektionen mit ansteigender Dosis, doch die enthielten lediglich eine wirkungslose Salzwasserlösung. Die Bienengift-Probanden erreichten dabei eine Verringerung der Punktzahlen auf einer Schmerzskala von 5,3 auf 2,6, ihre Schmerzen hatten sich also sozusagen halbiert. Und was besonders erfreulich ist: Diese Verbesserung war auch noch zwölf Wochen nach Beginn der Studie zu beobachten. In der Plazebogruppe senkte sich hingegen die Schmerzintensität vom gleichen Ausgangswert lediglich auf 3,5 nach drei Wochen. Er ging zwar nach zwölf Wochen noch etwas weiter runter, bis auf 3,2. Doch die Werte der Bienengiftgruppe wurden zu keinem Zeitpunkt erreicht.

Studienleiter Byung-Kwan Seo von der *Kyung Hee University* in Gangdong vermutet als Erklärung für diesen Effekt, dass Bienengift nicht nur Entzündungen hemmt. Denn das muss ja bei Rückenbeschwerden, die in der Regel weniger auf bestimmte Gelenke konzentriert sind, nicht unbedingt etwas bringen. Seo geht aufgrund früherer Laborstudien vielmehr davon aus, dass Bienengift auch auf die Schmerzwahrnehmung im zentralen Nervensystem wirkt und dort bestimmte Rezeptoren aktiviert, die eine Entspannung der Muskeln auslösen. Mit anderen Worten: Bienengift wirkt auch als Relaxans, es entspannt die Muskeln, und diesem Effekt kann ja bekanntermaßen gerade bei Rückenschmerzen eine zentrale Rolle zukommen.

Lockernd und schmerzstillend bei Muskelkater und Verspannungen

Aufgrund der entspannenden Wirkung liegt die Vermutung nahe, dass Bienengift auch bei Muskelkater und Verspannungen helfen könnte. Und tatsächlich gibt es dafür Belege aus der klinischen Forschung: An der *Eulji University* südöstlich von Seoul ließ man 20 Frauen ein intensives exzentrisches, also nachgebendes Krafttraining absolvieren, das bekanntermaßen gerade bei unsportlichen Menschen zu einem heftigen Muskelklater führen kann. Danach behandelte man sie entweder per Ultraschall oder aber per Ultraschall und Bienengift-Akupunktur. Die Apipunktur-Gruppe entwickelte daraufhin deutlich weniger Muskelschmerzen, und auch ihre Gelenkbeweglichkeit war weniger eingeschränkt als bei der reinen Ultraschall-Gruppe.

An der *Medical University of Silesia* im polnischen Katowice testete man eine Bienengiftsalbe an 79 Patienten, die unter schmerzhaften, vom Kiefergelenk ausgehenden Verspannungen litten. Als Vergleichsplazebo verwendete man eine Vaseline-Salbe. Die Behandlung erfolgte täglich als eine dreiminütige Massage. Nach zwei Wochen zeigten die Bienengiftsalben-Patienten deutlich weniger Schmerzen und Muskelspannung im Kiefer- und Nackenbereich als diejenigen, die man nur mit Vaseline massiert hatte. Was diese Studie im Hinblick für die Selbstanwendung besonders wertvoll macht: Die Anwendung erfolgte mit einer Salbe – und die kann man auch selbst auftragen, während Bienengift-Akupunktur durch einen Experten erfolgen sollte.

Erfahrungsberichte

In der Deutschen Apitherapie Zeitung (Ausgabe 1/2014) berichten zwei Mitglieder, wie sie mit Bienengift ihre Schmerzen in den Griff bekommen haben. Einer von ihnen leidet bereits seit Jahren unter Parkinson. In Zusammenhang mit der Krankheit hatte er mehrere Bandscheibenvorfälle erlitten, die ihn schließlich in den Rollstuhl brachten. Außerdem musste er seine bereits 20 Jahre währende Tätigkeit als Imker aufgeben. Er blieb jedoch mit seinen Imkerkollegen in Kontakt, und dabei sprach man auch über die schmerzstillende Kraft von Bienengift. Einer spontanen Idee folgend fuhr man mit ihm zu einem Bienenstock – und ließ ihn dort stechen, und zwar genau zweimal. Als daraufhin die Rückenschmerzen des Ex-Imkers spontan besser wurden, ging er systematisch vor und ließ sich fünf und später sechs Stiche pro Woche verabreichen. Mittlerweile hat er seinen Rollstuhl verlassen und sogar seine Schmerzmedikamente absetzen können. In seinem Bericht heißt es: »Ich kann wieder kurze Strecken mit dem Auto fahren, in der Wohnung ohne Hilfen gehen und mithilfe der Unterarmstützen kurze Strecken gehen.« Seine Lebensqualität habe sich dadurch »erheblich verbessert«.

Im anderen Fallbericht berichtet der Zahntechnikermeister und Hobby-Imker Wilfried Aichhorn, wie er mithilfe einer Bienengiftcreme seine rechtsseitigen Kniebeschwerden in den Griff bekommen hat. Die Anwendung erfolgte dabei so, dass die schmerzende Stelle erst mit Honig vorbehandelt wurde, »um das Gewebe wie einen Schwamm zu öffnen«. Der Erfolg war beeindruckend: Vor der Behandlung konnte Aichhorn vor Schmerzen kaum noch schlafen, jetzt ist er fast wieder beschwerdefrei. Als er einer befreundeten Ärztin von seinem Behandlungserfolg erzählte, verrieb diese ebenfalls Honig und anschließend Bienengift auf ihr Knie. Ein halbes Jahr später war auch sie praktisch schmerzfrei. Man kann sich leicht vorstellen, wie sie nun ihren Patienten zu der Methode rät.

Chancen bei Parkinson und Neuropathien

Ausgehend von seinen physiologischen Wirkungen liegt die Vermutung nahe, dass Bienengift auch bei Nervenerkrankungen helfen könnte. Denn es trägt zur Muskelentspannung bei, was gerade bei Erkrankungen wie Neuropathie, Parkinson und Multipler Sklerose eine Linderung bringen kann, weil diese bekanntlich mit einer erhöhten oder unkontrollierten Muskelspannung einhergehen. Hinzu kommt, dass Bienengift den Neurotransmitter-Haushalt und dadurch die Muskel- und Bewegungskoordination verbessert.

Dass all diese Wirkungen nicht nur schöne Theorie sind, sondern auch in der Praxis helfen, belegt eine jüngst veröffentlichte Studie aus Südkorea. Darin wurden 63 Parkinson-Patienten zwölf Wochen lang entweder per Apipunktur oder mit Plazebo-Injektionen an den Akupunkturpunkten (jeweils zweimal pro Woche) behandelt. Die Bienengift-Patienten zeigten danach einen deutlich stabileren Gang, und auch ihre Körperhaltung war besser. Zudem konnte man beobachten, dass sie besserer Laune waren, was einerseits daran liegen könnte, dass es ihnen in ihrer Krankheit besser ging, andererseits aber auch daran, dass Bienengift – wie man aus Laboruntersuchungen weiß – auf den Haushalt des »Gute-Laune-Hormons« Serotonin einwirkt.

Zur Therapie von Multipler Sklerose durch Bienengift ist die Datenlage widersprüchlich, in einigen Studien zeigten sich sogar Verschlechterungen der Symptome. Bei schmerzhaften Neuropathien wiederum kann man optimistischer sein, da sieht die Datenlage besser aus. Was noch einmal verdeutlicht, dass Bienengift vor allem dann Heilchancen hat, wenn bei einer Erkrankung die Schmerzen und Entzündungen im Vordergrund stehen. Man sollte es jedoch nach bisherigem Wissensstand nicht als verlässliches Mittel für die Behandlung von Neuropathien bezeichnen, noch fehlen die klinischen Belege dazu.

Dermatitis: Weniger Jucken durch Bienengiftsalbe

Auch eine Bienengifttherapie bei Hauterkrankungen erfolgt per Salbe, Lotion oder Creme. Denn die Wirkstoffe müssen dabei nicht tief ins Gewebe vordringen, sodass eine Injektion oder Apipunktur entbehrlich ist. In einer koreanischen Studie wurden 114 Dermatitis-Patienten aufgefordert, sich vier Wochen lang – zweimal pro Tag – eine Creme aufzutragen. Was sie nicht wussten: Bei der einen Hälfte der Probanden enthielt das Produkt Bienengift, bei der anderen lediglich ein wirkungsloses Plazebo. Ansonsten waren sie in Konsistenz und Aussehen identisch, die Probanden konnten also keinen Unterschied erkennen.

Nach dem Ende der vierwöchigen Anwendung zeigten sich in der Bienengift-Gruppe deutlich weniger Hautirritationen, und auch ihr Jucken war deutlicher zurückgegangen als in der Plazebo-Gruppe. Was, wie Studienleiter Chung Eui You von der *Catholic University* im koreanischen Incheon betont, nicht nur dem entzündungshemmenden, sondern auch dem antibiotischen Effekt des Bienengifts zu verdanken sei. »Bei Dermatitis-Patienten ist die Haut oft von Staphylococcus aureus besiedelt«, betont der Dermatologe. Dieser Keim gilt als besonders hartnäckig und therapieresistent – doch bei Bienengift geht er offenbar in die Knie.

Mögliche Nebenwirkungen

Zu den Hauptrisiken der Bienengifttherapie gehört natürlich eine allergische Reaktion. Sie kann zu starken (größer als zehn Millimeter) und lang anhaltenden (länger als 24 Stunden) Schwellungen am Ort des Einstichs führen. Schlimmstenfalls kann der komplette Körper in einen anaphylaktischen und lebensbedrohlichem Schock verfallen. Doch wie hoch ist die Wahrscheinlichkeit, dass man eine Bienengift-Allergie hat?

Die verfügbaren Zahlen dazu schwanken zwischen 4,6 und 26,4 Prozent. Die Quote der Menschen, die auf einen Bienenstich eine Ganzkörper-Reaktion entwickeln, soll zwischen 0,34 bis 7,5 Prozent liegen. Das sind schon enorme Schwankungsbreiten, die keine verlässliche Aussage über die Häufigkeit von Bienengift-Allergien zulassen. Das Problem ist auch, dass die meisten Menschen nicht zwischen einer Biene und einer Wespe unterscheiden können, sodass viele allergische Reaktionen zu Unrecht den Bienen zugerechnet werden. Dabei zeigen Messungen der Antikörper im Blut, dass rund 80 Prozent aller Insektengiftallergien auf Wespen zurückzuführen sind, ganz zu schweigen davon, dass die Stiche einer Wespe nicht nur wegen ihrem Allergie-, sondern auch wegen ihrem Infektionspotenzial zu heftigen Immunreaktionen beim Menschen führen können. Die Wespe nämlich ernährt sich im Unterschied zur veganen Biene auch von Fleisch und Aas, sodass sie häufig mit brisanten Bakterien belastet ist.

Nichtsdestoweniger sollte sich ein Patient natürlich nur dann einer Bienengifttherapie unterziehen, wenn er nicht allergisch darauf reagiert. Wer da bei sich noch im Unklaren ist, sollte vorher einen Provokationstest machen lassen. Außerdem sollte sicherheitshalber bei einer Apipunktur immer ein Notfallkit mit Antihistaminika, Cortison und Adrenalin zur Verfügung stehen.

Einkauf, Anwendung und Dosierung

Apipunktur oder gezielte Bienengiftinjektionen an schmerzenden Gelenken sollten durch Heilpraktiker oder Ärzte erfolgen, die für diese Therapie qualifiziert sind. Eine entsprechende Liste findet man auf der Homepage des Deutschen Apitherapie Bundes unter *https://apitherapie.de/dab-apitherapeuten*.

Für die Therapie von oberflächigeren Muskelschmerzen, lokal begrenzten Gelenkschwellungen und Hautausschlägen kann der Patient auch eigenhändig zu Bienengiftsalben greifen. Das Auftragen an den erkrankten Stellen sollte zwei- bis dreimal pro Tag erfolgen.

Vorher mit Honig bestreichen!

Bienengift ist wasserlöslich. Das ist im Hinblick auf die Anwendung als Creme oder Salbe problematisch, da unter der Haut eine Fettschicht liegt, die nicht ohne Weiteres wasserlösliche Substanzen durchlässt. Manche Apitherapeuten empfehlen daher, die zu behandelnden Hautpartien vorher mit Honig zu bestreichen, weil dessen Säuren die Fettschicht durchlässiger für das Bienengift machen. Außerdem aktiviert er die lokale Durchblutung, was die Wirksamkeit der Salbe ebenfalls verbessert.

Bewährte Bienengiftsalben sind:
Renarthro Melitox Salbe, 911+-Gel-Balsam Rewmalgon für Gelenke (mit Bienengift, Glucosamin und Chondroitin), *Apiregent Bienengiftsalbe, Apis Mellifica 1% Salbe* (Weleda), *Apivenin Bienengiftsalbe.*

Darüber hinaus gibt es noch diverse kosmetische Cremes und Lotionen auf Bienengiftbasis. Sie sollen die Regenerationsprozesse der Haut unterstützen.

Bienenluft: Gesunde Brise aus dem Bienenstock

Schwül ist es im Bienenstock, etwa 35 Grad warm, mit einer Luftfeuchtigkeit von 70 bis 75 Prozent. Das Klima erinnert eher an Tropen und Urwald als an den Arbeitsplatz eines Wesens, das seit Jahrmillionen kühl und sachlich seinen Job als Bestäuber und Honiglieferant nachgeht. Kaum ein Mitteleuropäer würde sich gerne darin aufhalten wollen, aber die Luft von diesem Arbeitsplatz wollen hierzulande immer mehr Menschen einatmen. Sie lassen sich von einem Imker oder Heilpraktiker per Schlauch und Atemmaske mit dem Bienenstock verbinden und inhalieren dann zehn bis zwanzig Minuten lang mehrere Male und mehrere Tage hintereinander. Und wenn danach eine Patientin berichtet, dass »Bienenluft entkrampft, reinigt, glättet, befreit und kräftigt«, hört sich das an, als hätte sie gerade eine Entschlackungskur gemacht.

Apiair- oder auch einfach Bienenluft-Therapie nennt sich das neue alternativmedizinische Verfahren, das vor allem bei Allergien und Atemwegserkrankungen helfen soll. Es wurde 1987 von einer österreichischen Imkerfamilie begründet, ist also noch relativ jung. Entsprechend skeptisch sehen die meisten Behörden und Mediziner den Trend. Das Gesundheitsamt in Jena untersagte einer Heilpraktikerin, ihre Patienten weiter mit Bienenluft zu behandeln, weil die darin aufgewirbelten Teilchen allergische Reaktionen auslösen könnten. Inzwischen hat man sich darauf verständigt, dass die Patienten vor der Behandlung eine schriftliche Einverständniserklärung abgeben. Was aber nichts daran ändert, dass die Behörde für ihr Verbot keine wissenschaftlichen Belege hat.

Die Inhaltsstoffe der Bienenstockluft

Umgekehrt fehlen allerdings auch wissenschaftliche Belege *für* die positive Wirksamkeit der Bienenluft-Therapie. Es gibt zwar positive Fallberichte, aber keine brauchbaren Studien. An der TU Dresden arbeitet man nun daran, diese Lücke zu schließen. Ein Forscherteam um den Chemiker Karl Speer hat Luftproben aus Bienenstöcken entnommen und sie per Gas-Chromatografie analysiert, mehr als 50 Inhaltsstoffe hat man bereits identifizieren können. Einige davon kommen vom Honig, der in den Waben gelagert wird; die meisten stammen jedoch von Propolis. Also jenem »Bienenkitt«, mit dem die Tiere ihre Wabenzellen abdichten und den Eingang ihres Stocks auskleiden, um sie vor Bakterien und Pilzen zu schützen.

Die antibiotischen und entzündungshemmenden Eigenschaften von Propolis sind vielfach belegt, doch weniger untersucht ist, was passiert, wenn das Harz mit der Luft inhaliert wird. »Wir müssen uns darüber klar sein, dass die Substanzen in der Bienenluft über die Lungen direkt in den Körper gelangen«, betont Speer. Es sollte daher schon abgeklärt sein, was genau da eigentlich eingeatmet wird und wie sich das auf den Körper auswirkt. »Bei der Klärung dieser Dinge sind wir noch am Anfang«, so Speer.

Anwendung und Dosierung

Väter der deutschen Bienenluft-Therapie sind die beiden schwäbischen Imker Hans Musch und Heinrich Christl, deren Methoden sich jedoch in einigen Punkten unterscheiden.

So hat Musch ein Gerät zum Einatmen von Bienenstockluft entwickelt, das mit einem Akku oder an der Steckdose betrieben wird und dafür sorgt, dass die Stockluft mit einem Schlauch zur Maske des Anwenders geleitet wird. Die Patienten sitzen in einer Holzhütte, in der sich mehrere Bienenstöcke befinden. Deren Ein- und Ausfluglöcher sind freilich an der Außenwand der Hütte, sodass es keinen direkten Kontakt zu den Bienen gibt. Der Luftstrom lässt sich durch einen stufenlosen Regler mit einem Ausatemventil individuell einstellen, und ein Sieb soll die Atemwege des Patienten vor problematischen Feststoffen und Stäuben schützen. Umgekehrt wird seine kohlendioxidreiche Ausatemluft so abgeleitet, dass sie nicht zu den Bienen gelangt, was ja sonst die Tiere unter Stress setzen würde.

Im Unterschied zu Musch verzichtet Christl auf Luftzufuhr-Geräte. Sein Argument: »Von dieser Methode bin ich schon seit Jahren abgekommen, da sie für das Bienenvolk nicht verträglich ist und die entsprechenden Geräte nicht gerade günstig sind.« Jeder Grundschüler, so der Bad Liebenzeller Imker weiter, würde wissen, »dass Insekten, und damit sind auch unsere Bienen gemeint, keine Zugluft vertragen«. Bei dem von Christl entwickelten und patentierten Verfahren atmet man lediglich so viel Bienenstockluft ein, wie die Tiere natürlicherweise abgeben.

Beim Beecura-System von Jürgen Schmiedgen werden alle Teile der Apparatur, die mit Bienenluft in Kontakt kommen, aus einem speziellen Kunststoff gefertigt; außerdem wird die Absaughaube zweischalig isoliert. Dadurch verhindert man die Bildung von Feuchtigkeit und Schimmel.

Der Großwallstädter Imker Heinz Giegerich verzichtet komplett auf direkt abgeführte Bienenstockluft. Stattdessen füllt er Substanzen aus dem Stock in einen Behälter, der dann von Luft durchströmt wird, die der Patient einatmet. Der Vorteil dieser Methode besteht darin, dass man sie auch zu Hause anwenden kann.

Für die Dauer der Anwendung werden in der Regel zehn Tage mit täglich zweimal zehn bis zwanzig Minuten empfohlen.

Mögliche Indikationen der Bienenluft-Therapie

- Allergien
- Asthma Bronchiale
- Bronchitis
- Chronische Nasen-Nebenhöhlen-Entzündungen

Mögliche Nebenwirkungen

Durch das Ansaugen von Bienenstockluft dürften auch feste Bestandteile angesaugt werden, wie etwa Pollen, Haare und Körperteilen der Bienen oder sogar der Varroamilbe. Es ist nicht belegt, in welchem Umfang sie vom Filter in den Masken abgefangen werden.

Bienenwachs: Von der Wabe zum Antibiotikum

Haben Sie Fantasie? Dann stellen Sie sich doch mal vor, wie Sie mit rund 20.000 anderen Menschen beschlossen hätten, eine Stadt für sich und Ihre Nachkommen zu bauen. Kein Problem, sagen Sie? Denn immerhin gibt es ja sehr viele Arbeitskräfte, und wenn es genug Steine, Ziegel, Mörtel und Werkzeug gibt, kann man das schon schaffen. Die Ägypter haben das damals mit ihren Pyramiden ja auch hinbekommen. Zwar griffen sie dazu auf ausbeuterische Sklavenarbeit zurück, was Sie als modernes Mitglied einer demokratisch-freiheitlichen Gesellschaft natürlich nicht tun wollen. Aber ansonsten könnten Sie sich schon vorstellen, auf diese Weise eine Stadt hochziehen zu können, oder?

Doch jetzt kommt der nächste Haken, der besonders viel Fantasie von Ihnen erfordert. Denn nun müssen Sie sich vorstellen, dass es weder Ziegel noch Steine noch Mörtel gibt. Wie soll das gehen? Ganz einfach: Indem Sie selbst Ihr eigener 3-D-Drucker sind. Sie heben Ihre Arme und schwitzen dann die Steine und Ziegel aus den Achselhöhlen, und aus Ihrem Mund rinnt der Zement, mit dem sie das alles vermörteln. Und Ihre Stadt wird außerdem noch ganz akkurat, ohne dass Sie irgendeinen Plan oder wenigstens eine Skizze zur Orientierung hätten. Sie merken schon: Für diese Vorstellung braucht man schon sehr viel Fantasie. Doch genau nach diesem Prinzip verfahren die Bienen: Sie bauen sich nämlich ihr Zuhause mit Wachs, und das ist prinzipiell nichts anderes als ein Baumaterial, das sie aus ihren Drüsen schwitzen.

Vom Plättchenbau zur Wabe

Die Arbeiterbienen produzieren ihr Wachs vor allem zwischen ihrem zwölften und achtzehnten Lebenstag. Es fließt aus speziellen Drüsen in ihrer Körpermitte und verhärtet sich sofort zu farblosen Plättchen. Das typische Wachsgelb und auch die typische Wachskonsistenz entwickeln sich erst später, durch die Beimischung von fettlöslichen Pollenbestandteilen, Drüsensekret und Propolis.

Die intensivste Zeit der Wachsproduktion ist von Mai bis Juni. Denn in diesen Monaten können die Bienen davon ausgehen, dass sie reichlich »Tracht«, also Nahrung in Gestalt von Pollen, Nektar und Honigtau vorfinden. Sie bilden dann Gruppen von etwa zwei Dutzend Arbeiterinnen, in denen eine klar geregelte Arbeitsteilung praktiziert wird: Einige Tiere schwitzen das Wachs aus, andere kneten es mit ihren Sekreten weich, und ein dritter Bautrupp nimmt diese Knetmasse, um es zu den typischen Sechs-

Ein Kraftakt

Für die Wachsproduktion muss die Biene ihren Stoffwechsel extrem umstellen, nämlich auf die Umwandlung von Glukose und Fruktose zu Alkoholen und langkettigen Fettsäuren. Und das alles in großen Mengen, insofern ja komplette Bienenhäuser gebaut werden müssen. So etwas erfordert natürlich enorm viel Energie. Für ein Kilogramm Wachs benötigen die Bienen bis zu 13 Kilogramm Honig! Auf ein Kilogramm Verdeckelungswachs (mit ihm versiegeln sie ihre Waben, es ist besonders rein und hochwertig) kommen sogar bis zu 100 Kilogramm Honig! Es verdeutlicht einmal mehr, dass das Leben einer Honigbiene kein Zuckerschlecken ist und warum echte Bienenwachskerzen so teuer sind.

ecken der Wabe zu formen. Dabei entwickeln die Bienen – trotz größtmöglicher Präzision im Bauhandwerk – ein geradezu atemberaubendes Arbeitstempo. Wenn es gut läuft und genug Nahrung da ist, können binnen einer Woche mehrere Waben entstehen. Noch deutlicher wird allerdings die enorme Arbeitsenergie der Bienen, wenn sich ein wandernder Schwarm niederlässt und – nach tagelangen Reisestrapazen – nur wenige Stunden bis zum Baubeginn der ersten Wabe braucht.

Die physikalischen Eigenschaften von Wachs

Wachs ist nicht wasserlöslich und etwas leichter als Wasser. Es schwimmt also oben, wenn man es in Wasser gibt, und dabei spielt es keine Rolle, ob es fest oder geschmolzen ist. Es gibt aber genügend andere Substanzen, in denen man es lösen kann, wie etwa Alkohol, Ether und Fette, die allerdings zusammen mit dem Wachs auf mindestens 62 Grad erhitzt sein sollten. Vorzüglich mischen lässt es sich außerdem mit ätherischen Ölen, was man für deren Anwendung als Salbe oder Creme nutzen kann. Wir werden später im Indikationen-Abschnitt des Buchs (»Mit Bienentherapie heilen: Von A bis Z«) noch diverse Rezepte dazu vorstellen!

Der Schmelzpunkt von Wachs liegt zwischen 62 und 64 Grad, fest wird es wieder bei 58 Grad. Seine Säuren greifen Eisen an und führen dort zu Oxidationen. Verwenden Sie daher keine Geräte aus rostendem Eisen, mit defekter Emaille-Beschichtung oder Stahl zur Wachsgewinnung! In Kontakt mit Laugen (wie etwa Natron- und Kalilauge oder auch Salmiakgeist) wird Wachs in Säuren und Alkohole zersetzt.

Nach längerer Lagerung in kühlen Räumen bildet sich auf dem Wachs ein reifartiger Überzug: die sogenannte »Wachsblüte«. Durch sie unterscheidet sich Bienenwachs von allen anderen Wachstypen. Sie bedeutet aber nicht etwa einen Verlust von Qualität, sondern ist lediglich das Resultat einer Veränderung der Oberflächenstruktur. Der Wachsreif lässt sich problemlos durch Wegwischen oder Erwärmen entfernen.

Unverdaulich – aber nicht schädlich

Bienenwachs ist für uns unverdaulich, was aber nicht bedeutet, dass es schädlich ist. Für einige Menschen gelten mit Honig gefüllte Waben sogar als besondere Delikatesse. Man sollte allerdings bei Verzehr nicht allzu maßlos sein! Denn in kleinen Mengen passiert das Wachs den Verdauungstrakt, um am Ende – was unappetitlich, aber nicht schädlich ist – einfach ausgeschieden zu werden. In großen Mengen jedoch kann es im Magen oder Darm verklumpen und stecken bleiben. Normalerweise verhindert jedoch schon die zähe Kau-Konsistenz von Wachs, dass man zu viel davon herunterschluckt.

Für die Gewinnung des Wachses werden die Waben eingeschmolzen. Dazu existieren mehrere Verfahren:

- Die »Sonnenwachsschmelzer« nutzen die Wärme der Sonne. Dieses Verfahren wird vor allem von kleinen Imkereien genutzt, denn es spart Energie, dauert aber auch länger – und wenn es wolkig ist, fällt es möglicherweise sogar komplett aus.
- Das Kochen der Waben ist eine sehr alte Methode der Wachsgewinnung. Die Waben lösen sich dabei in ihre einzelnen Bestandteile auf und können dann voneinander getrennt werden. Dies kann man prinzipiell auch zu Hause durchführen

- In der modernen Imkerei erfolgt die Wachsgewinnung meistens per Wasserdampf. Die Waben werden dabei mit dem heißen Dampf besprüht, sodass ihr Wachs schmilzt und sich in einem Gefäß sammeln kann.

Vom Deckel das Feinste

Die beste Qualität hat das Wachs, das von den Deckeln unbebrüteter Waben gewonnen wurde. Es ist besonders hell und mild im Geruch, außerdem absolut keimfrei. Wenn es noch im Bienenbau ist, heißt es »Verdeckelungswachs«, wenn es vom Imker geerntet worden ist, logischerweise »Entdeckelungswachs«, weil er ja den Waben den Deckel genommen hat.
Das Wachs von bebrüteten Waben ist hingegen ziemlich dunkel und intensiv im Geruch, weil sich darin ja diverse andere Stoffe (von den Arbeiterinnen genauso wie von den Larven) gesammelt haben. Es ist also nicht mehr so rein wie das Wachs aus den Deckeln der unbenutzten Waben. Doch sieht man davon ab, kann es medizinisch sogar wertvoller sein, weil es bereits intensiv von den Bienen »beackert« wurde und dadurch viel Honig und Propolis enthält.

Die Inhaltsstoffe

Während unsere Ziegelsteine und Dachziegel recht einfach aufgebaut sind, ist das Baumaterial der Bienen überaus komplex zusammengesetzt. Es besteht aus mehr als

300 Einzelkomponenten! Bis zu 65 Prozent der Wachssubstanz bestehen aus Esterverbindungen, die aus den chemischen Reaktionen einer Säure und eines Alkohols oder Phenols entstanden sind. Zwölf bis sechzehn Prozent der Wachssubstanz besteht aus Kohlenwasserstoffen und ungefähr die gleiche Menge aus freien Fettsäuren.

Zu den weiteren Inhaltsstoffen gehören Mineralien, Proteine, Carotinoide sowie – sofern es sich um das Wachs zum Brüten genutzter Waben handelt – geringe Mengen an Honig und Propolis. Außerdem konnte man rund 50 Aromastoffe nachweisen, die für den intensiven Geruch verantwortlich sind, wenn Bienenwachskerzen verbrannt oder auch wärmende Wachsauflagen in der Rheumatherapie eingesetzt werden. Die genaue Zusammensetzung eines Wachses hängt allerdings von zahlreichen Faktoren ab, beispielsweise seinem Alter und den Umgebungstemperaturen sowie der Ernährung und Lebensweise des Bienenvolkes – und natürlich seiner Genetik. Generell rangiert das Wachs der europäischen Honigbiene *Apis mellifera* im Verhältnis zu anderen Bienenarten lediglich im Mittelfeld, was Stabilität und Robustheit im Wabenbau angeht. Allerdings hat das auch den Vorteil, dass sich dieses Wachs relativ gut bearbeiten lässt. Das härteste Wachs hat die asiatische Riesenhonigbiene *Apis dorsata*, ihre Nester sind hart wie Beton.

Die Geschichte der Wachstherapie

Wie bereits erwähnt, haben italienische Forscher vor einigen Jahren in einer slowenischen Höhle die älteste Zahnplombe Europas gefunden. Sie steckte in einem menschlichen Kiefer, dessen Alter man auf 6500 Jahre geschätzt hat, und besteht aus Bienenwachs. Etwa dreitausend Jahre später (was ja immer noch 1500 Jahre vor unserer Zeitrechnung ist) wird Bienenwachs erstmals schriftlich erwähnt: Im Papyrus Ebers, einem der ältesten erhaltenen medizinischen Texte überhaupt. Hier wird Bienenwachs in diversen Rezepten zur Herstellung von Salben, Cremes und Pflastern genannt, beispielsweise für die Therapie von Brandwunden und Gelenkschmerzen. Etwas später empfahl der griechische Arzt Hippokrates das Zerkauen von Bienenwaben zur Behandlung von eitrigen Hals- und Mandelentzündungen.

Im antiken Rom ging man hingegen temperaturmäßig den umgekehrten Weg: Dort verwendete man nämlich eine »kalte Creme« zur Behandlung von Verbrennungen, Schnittwunden, Prellungen und sogar Knochenbrüchen; sie bestand aus Olivenöl, Rosenwasser und eben Bienenwachs. Der römische Arzt Galen entwickelte 150 n. Chr. auch die erste Kosmetikcreme auf Bienenwachsbasis.

Die indische Ayurveda-Medizin verwendet Bienenwachs ebenfalls schon sehr lange, unter dem Namen »Madhuchishtha«. Das Einsatzgebiet auch hier: Die Behandlung von Wunden und Verbrennungen. Darüber hinaus wird es zur Behandlung schorfiger und rissiger Füße eingesetzt, diese Indikation wurde kürzlich auch durch eine klinische

Studie des Shri JGCH Ayurvedic Medical College im indischen Karnataka belegt.

Die Traditionelle Chinesische Medizin (TCM) beschreibt Bienenwachs als süß und handwarm – und damit als stabilisierend für den Energiefluss »Qi«. Wenn man aus ihm Auflagen zubereitet, soll das gegen Rheuma, Muskelschmerzen und andere »Krankheiten der Kälte« helfen. Die alten TCM-Schriften kennen immerhin 15 Rezepte auf Wachsbasis, die meisten dienen der äußeren Anwendung, aber es gibt auch Anweisungen zum Kauen von Wachs, was unter anderem bei Durchfallerkrankungen helfen sollte. Heutige TCM-Mediziner empfehlen das Kauen von Honigwaben zur Behandlung von Nasennebenhöhlenentzündungen und chronischem Schnupfen.

Die gesundheitlichen Wirkungen von Bienenwachs

Ein effektives Antibiotikum – auch gegen multiresistente Keime

Der Mensch hat es bekanntlich gerne, wenn es in seinem Heim möglichst sauber zugeht. Bienen sind da nicht anders, und deswegen achten sie tunlichst darauf, immer wieder Reinigungstrupps durch ihre Stöcke ziehen zu lassen. Doch das allein reicht ihnen nicht. Sie achten auch schon beim Bau ihrer Waben darauf, dass diese aus keimabweisendem Material hergestellt werden. Es ist daher schon allein aus biologischer Sicht kein Wunder, dass Bienenwachs über eminent antibiotische Eigenschaften verfügt, die auch der Mensch nutzen kann. Und auch schon seit Längerem nutzt.

So wurde Bienenwachs schon im alten Ägypten zum Einbalsamieren der Toten verwendet, weil es das Wachstum von Fäulnisbakterien bremst. Bei der Wundversorgung nutzten die antiken Griechen und Römer ebenfalls schon die antibiotischen Effekte von Bienenwachs, doch deren wissenschaftliche Erforschung ließ lange auf sich warten. Zu sehr und zu lange vertraute die Medizin in die Kraft der pharmazeutischen Antibiotika. Dabei werden diese als Waffe gegen Infektionen immer stumpfer, weil die Bakterien sich ihren pharmazeutischen Gegnern angepasst haben. Sie entwickeln zunehmend multiresistente Stämme, gegen die kein Medikament mehr etwas ausrichten kann. Die Forschung sucht daher in den letzten Jahren verstärkt nach Alternativen dazu und richtet dabei ihren Fokus auch auf das Bienenwachs. Denn das attackiert nicht nur Bakterien, sondern auch Pilze, die sich oft in Begleitung von bakteriellen Infektionen einstellen.

Wenn man Bienenwachs mit anderen Naturstoffen richtig kombiniert, lässt sich sogar ein noch größerer antibiotischer Effekt herausholen. »Bienenwachs hat eine besonders starke Neigung zum Synergismus«, erklärt Filippo Fratini von der Universität Pisa. Oder plakativ ausgedrückt, es verhält sich zu anderen Naturstoffen ausgesprochen kooperativ, ist quasi ein therapeutischer Teamplayer.

Besonders effektiv ist laut einer Studie der *Specialized Medical Center and Medical Research Labors* in Dubai eine Salbe aus Olivenöl, Honig und Bienenwachs, vermischt im Verhältnis 1 : 1 : 1. Die arabischen Wissenschaftler hatten 37 hautkranke Patienten mit dieser Mixtur behandelt (durch behutsames Auftragen auf die infizierten und ent-

Keime, die durch Bienenwachs gestoppt werden

Staphylococcus aureus. Eigentlich ein »faules«, weil bewegungsunfähiges Bakterium, aber trotzdem gefährlich. Kann Lungen- und Hirnhautentzündungen sowie Endokarditis und Sepsis auslösen. *S.aureus* entwickelt außerdem verstärkt Resistenzen gegen pharmazeutische Antibiotika. Der berüchtigte Begriff MRSA (Multi-resistenter *Staphylococcus aureus*) geht auf ihn zurück.

Salmonella enterica. Dieses begeißelte Bakterium ist flink und beweglich, gelangt über infizierte Nahrung in den Magen und von dort aus in den Darm, wo es zu den Hauptauslösern der Gastroenteritis (sie zeigt sich vor allem durch einen schweren Brechdurchfall) gehört.

Streptococcus pyogenes. Dieses sich gerne in Ketten anordnende Bakterium löst Scharlach und eitrige Mandelentzündungen aus. Hippokrates hatte also schon recht, als er Bienenwachs gegen diese Erkrankungen empfahl.

Pseudomonas aeruginosa. Sorgt für die grüne Farbe von Eiter und ist an den meisten Lungen- und Harnwegsentzündungen beteiligt. Mit etwa zehn Prozent aller Krankenhausinfektionen gehört diese Stäbchenbakterie zu den häufigsten Krankenhauskeimen Deutschlands, und sie entwickelt ebenfalls zunehmend Resistenzen gegen pharmazeutische Antibiotika.

Candida albicans. Ein Hefepilz, der als Ursache zahlreicher Krankheiten in Erscheinung tritt, vom Baby-Windelpilz und Fußpilz bis zur Sepsis und Infektion kompletter Organe wie Leber, Lungen und Darm. In Deutschland sind jedes Jahr etwa 40.000 Menschen von invasiven, also in ein Organgewebe vordringenden Candida-Infektionen betroffen. Auf der Liste der gefährlichsten Krankenhauskeime steht *C.albicans* inzwischen auf Platz vier.

zündeten Hautpartien), alle acht Stunden und insgesamt vier Wochen lang. Am Ende zeigte sich, dass die Honig-Wachs-Olivenöl-Salbe sogar hartnäckige Hautkrankheiten wie *Pityriasis versicolor* (»Kleienpilzflechte«), Tinea cruris (»Indische Wäscherflechte«), *Tinea corporis* (»Ringelflechte«) und *Tinea faciei* (»Gesichtsflechte«) lindern konnte, die dafür bekannt sind, dass sie von großen und sehr komplex zusammengesetzten Pilzkulturen ausgelöst werden.

Die gleiche Salbenmischung wurde auch an Kindern mit Windeldermatitis ausgetestet. Nach sieben Tagen war hier bereits die Hälfte komplett oder nahezu frei von Entzündungen; die übrigen 50 Prozent zeigten zwar noch die Spuren einer Candida-Infektion, doch keine Pusteln und Geschwüre mehr.

Italienische Forscher testeten einen Propolis-Bienenwachs-Mix an unterschiedlichen Mikroorganismen aus. Er zeigte sich als besonders effektiv gegen bestimmte

Staphylokokken und den Pilz *Candida albicans*. Die Keime verschwanden selbst 20 Millimeter jenseits der Stellen, wo man die Salbe aufgetragen hatte.

Gegen Entzündungen der Haut

An den Labors in Dubai wurde eine Salbe aus Olivenöl, Honig und Bienenwachs bei 18 Patienten mit Schuppenflechte und 21 Patienten mit Dermatitis getestet. Das Produkt wurde vorsichtig dreimal täglich auf die betroffenen Stellen aufgetragen. Nach zwei Wochen zeigten 80 Prozent der Dermatitis- und knapp 63 Prozent der Psoriasis-Patienten deutliche Besserungen. Sie zeigten weniger Hautschäden und verspürten einen geringeren Juckreiz. Bei Patienten mit Hämorrhoiden und Analfissuren wurden ähnliche Effekte festgestellt. Hierbei spielen wohl nicht nur die antibiotischen Effekte von Wachs eine große Rolle, in Laborstudien konnte man für einige seiner Alkoholester auch einen starken entzündungshemmenden Effekt nachweisen.

Gegen Reflux und Aufstoßen

Am Labor des *National Centre for Scientific Research* im kubanischen Havanna zeigte sich, dass bestimmte Alkoholester von Bienenwachs die Ausschüttung von Magensäure reduzieren sowie die Magenschleimhaut aufbauen und dortige Oxidationen und Entzündungen eindämmen. Man konnte dadurch Ratten, die an einer Reflux-Erkrankung mit saurem Aufstoßen litten, eine deutliche Linderung der Symptome verschaffen. Der Effekt war vergleichbar mit Omeprazol, einem Standardmedikament gegen Reflux. Eine klinische Studie am Menschen wurde dazu bisher nicht durchgeführt. Aber was spricht dagegen, bei immer wiederkehrenden Aufstoßen ein paar Bienenwachspastillen oder Bienenwabenstücke zu kauen? Die Nebenwirkung ist in jedem Falle geringer als bei den Medikamenten, die üblicherweise dagegen eingesetzt werden.

Mögliche Nebenwirkungen

Bienenwachs gilt im Allgemeinen als unbedenklich und gut verträglich. Es ist essbar, wird vom Körper aber kaum absorbiert. So werden beispielsweise die Waben in Kombination mit Honig als Spezialität verkauft.
Aus Sorge vor der in den 1970er Jahren eingeschleppten Varroamilbe arbeiteten viele Imker mit Perizin und anderen Medikamenten, um den Parasiten auszuschalten. Diese Stoffe reichern sich auch im Wachs an, sind aber heute offenbar kein Problem mehr. 2016 veröffentlichten belgische Forscher die Ergebnisse einer Schadstoffuntersuchung, die sie an diversen Honig- und Wachssorten vorgenommen hatten. Selbst für das »worst-case-scenario«, dass also ein Konsument täglich größere Mengen der Bienenprodukte verzehrt oder auf seine Haut aufbringt, konnte kein wirkliches Risiko ausgemacht werden. Nichtsdestoweniger geht man natürlich auf Nummer sicher, wenn man Bienenwachs in Bio-Qualität einkauft.

Einkauf, Anwendung und Dosierung

Bienenwachs gibt es in vielfältiger Form in Reformhäusern und im Versandhandel zu kaufen. Mittlerweile wird es auch als Pastillen und Pellets angeboten, die den Vorteil haben, dass man sie gut portionieren und kauen kann. Renommierte Hersteller mit guter Wachsqualität sind: ActiveTimeLife, Aspermühle, beegut, Eventhonig, Naturprodukte-mv. Salben kann man aber auch gut selbst herstellen.

REZEPT

Bienenwachssalbe

Geben Sie etwa zehn Gramm Wachs in ein hitzefestes Glas mit 100 Milliliter Sonnenblumen, Jojoba- oder Olivenöl. Diese Mischung wird in einem Wasserbad bis auf 60 Grad erhitzt, wobei der Inhalt immer mal wieder umgerührt wird, um den Schmelzvorgang des Wachses zu beschleunigen. Sobald das geschehen ist, nimmt man das Glas aus dem Wasserbad. Jetzt kann man ätherische Pflanzenöle einrühren, sofern man eine bestimmte Wirkung verstärken will. Entsprechende Mischungen zu den jeweiligen Krankheiten werden im Indikationenteil dieses Buchs vorgestellt. Dann die noch flüssige Mischung in einen Salbentiegel geben, wo sie aushärten kann. Nach etwa sechs Stunden sollte dieser Vorgang abgeschlossen sein. Die Bienenwachssalbe hält sich etwa ein Jahr lang.

Gelée royale: Die Medizin der Königin

»Gelée royale«, las er vor, »muss eine ungeheuer nahrhafte Substanz sein, denn die Bienenlarven, die mit nichts anderem gefüttert werden, haben nach fünf Tagen das Fünfzehnhundertfache ihres ursprünglichen Gewichts erreicht.«

»Wieviel?«

»Das Fünfzehnhundertfache, Mabel. Und weißt du, was das bedeutet, wenn man das Gewicht eines Menschen zu Grunde legt? Es bedeutet« – er senkte die Stimme, beugte sich vor und blickte sie mit seinen kleinen hellen Augen an – »es bedeutet, dass ein Baby von siebeneinhalb Pfund nach fünf Tagen fünf Tonnen wiegt!«

Zum zweiten Mal hörte Mrs. Taylor auf zu stricken.

»Du darfst das natürlich nicht wörtlich nehmen, Mabel.«

»Warum nicht?«

»Weil es bloß eine wissenschaftliche Ausdrucksweise ist.«

In Roald Dahls Novelle »Gelée royale« sorgt sich Mabel Taylor um das niedrige Gewicht ihrer neugeborenen Tochter. Ihr Mann Albert versucht sie zu beruhigen, aber vergeblich – zu groß ist die Angst um das Kind, auf das die beiden neun Jahre gewartet haben. Da kommt Albert, einem Imker, eine Idee, wie er dem Baby auf die Wachstumssprünge helfen könnte: Er gibt ihm Gelée royale. Und tatsächlich wird es umgehend größer und fetter, und am Ende sieht es aus wie eine riesige Bienenlarve. Da erst fällt Mabel auf, dass auch ihr Mann aussieht wie eine große Biene. Denn er hatte sich vorher ebenfalls jahrelang Gelée royale in großen Mengen einverleibt, um etwas gegen seine Unfruchtbarkeit zu unternehmen.

Die Geschichte von Roald Dahl klingt natürlich gruselig und auch ein wenig komisch, wie man es von einem Großmeister des englischen Humors erwarten darf. Freilich muss sich in der Realität niemand davor fürchten, dass ein Mensch irgendwann wie eine Biene aussehen wird, wenn man ihn nur lang genug mit Gelée royale vollstopft. Oder dass sich sein Gewicht vervielfachen wird. Aber Gelée royale hat es schon in sich. Denn im Bienenstaat dient es der Königin nicht nur als exquisite Nahrung, sondern auch als Klebstoff, damit sie nicht aus dem Wabenhochhaus des Staates fällt. Was aber fast noch interessanter ist, dass es nicht nur bei der Biene wirkt. Es wirkt auch bei Säugetieren und damit auch beim Menschen. Wenn auch nicht in dem Maße, wie von Roald Dahl beschrieben.

Der Stoff, aus dem die Königin wird

Was viele Menschen am Bienenstaat am meisten beeindruckt, ist seine Ausrichtung auf Funktionalität. In diesem hochkomplexen Gebilde weiß jedes Mitglied, was zu tun ist; und jedes Mitglied ist bereit, sein Leben für die Gemeinschaft zu opfern. Doch egalitär oder gar demokratisch geht es darin nicht zu. Denn sofern die aktuelle Königin des Staates gestorben ist oder den Eindruck macht, nicht mehr viele Eier legen zu können, beginnen die für die Brutpflege zuständigen Ammenbienen damit, einige Larven für den Königinnen-Nachwuchs zu rekrutieren. Und dabei gehen sie vermutlich völlig willkürlich vor, insofern sich die auserkorenen Larven keineswegs vom übrigen Nachwuchs unterscheiden. Sie werden erst dadurch zu Königinnen, dass die Ammenbienen sie mit einem milchähnlichen Futtersaft aus ihren mittleren Mandibulardrüsen hochpäppeln: Gelée royale.

Mit dieser Sondernahrung erreicht die Larve binnen weniger Tage, wie ja auch Roald Dahl schon beschrieben hat, ein Vielfaches ihres Körpergewichts. Und wenn sie bereits im Stand der Königin ist, bekommt sie diesen Saft weiterhin kredenzt, um Tag für Tag 2.000 bis 3.000 Eier legen zu können. Außerdem wird sie im Unterschied zu den Arbeiterinnen, die meistens schon nach einigen Wochen sterben, bis zu fünf Jahre alt. Man kann also Gelée royale getrost als Kraft- und Anti-Aging-Futter bezeichnen.

Darüber hinaus funktioniert es aber auch als Klebstoff. Denn Königinnenlarven passen aufgrund ihres extremen Wachstums nicht in die üblichen Bienenwaben, sodass sie in speziell für sie gezimmerten Brutzellen (sogenannten »Weiselzellen«) heranwachsen. Weil diese jedoch erst bei Bedarf gefertigt werden, sitzen sie am Rand des Bienenstocks, wo dann der Nachwuchs leicht herausfallen und in die Tiefe stürzen könnte. Damit dies nicht passiert, werden die Larven von den Ammenbienen mit einem Zweikomponentenkleber aus Fettsäuren und Gelée royale an den Waben fixiert.

Wissenschaftler der US-amerikanischen *Stanford University* entdeckten zudem, dass Säugetiere wie etwa die

Maus über eine Variante von Royalactin verfügen, dem Hauptwirkstoff von Gelée royale. Er ist Säugetieren also nicht fremd, und das könnte erklären, warum Gelée royale beim Menschen so gut wirkt.

Die Gewinnung von Gelée royale

Die Bienen beginnen ja immer dann mit der Aufzucht von königlichen Larven, wenn sie einen Ersatz für die aktuelle Königin brauchen. Also wird die Gelée-royale-Produktion dadurch ausgelöst, dass der Imker dem Bienenvolk seine Königin nimmt und ihm künstliche Weiselzellen für deren Aufzucht stellt. Ein paar Tage später sind diese bereits so voller Gelée royale, dass man es ernten kann. Meistens geschieht das mithilfe von kleinen Vakuumpumpen. Mittlerweile gibt es aber auch schonendere Verfahren, die den molekularen Strukturen (gerade die Eiweiße und Aminosäuren von Gelée royale sind sehr empfindlich) der Ernte weniger schaden. Eine Weiselzelle liefert 200 bis 500 mg, aus dem kompletten Bienenstock kann ein Imker – wenn es gut läuft – pro Saison bis zu 600 Gramm des Königinfutters gewinnen.

Ist Königinnenraub erlaubt?

Die Gewinnung von Gelée royale gehört zu den großen Streitthemen in der Imkerei, denn für das Bienenvolk bedeutet das Entfernen ihrer Königin einen starken Stress. Ganz zu schweigen davon, dass in den Weiselzellen ja eine Larve steckt, die beim Ernten des Futtersafts entfernt wird. Trotzdem finden sich unter den Gelée-royale-Herstellern auch ökologisch arbeitende Imker. Sie achten darauf, dass den Bienenvölkern nicht zu oft die Königin entnommen wird und sich der Stress für das Volk im Rahmen dessen hält, was in der Natur üblich ist – denn auch dort fallen immer mal wieder Königinnen aus! Und dass die Larven in den Weiselzellen für die Herstellung von Gelée royale geopfert werden, ist ohnehin naturkonform. Denn wenn eine Königin geschlüpft ist, gehört es zu ihren ersten Amtshandlungen, die Konkurrenz in den anderen Weiselzellen mit einer gezielten Giftinjektion auszuschalten.

Danach wird das Gelée royale für die Aufbewahrung auf etwa zwei Grad minus heruntergekühlt. Sofern das auch noch im Vakuum geschieht, nimmt die Wirksamkeit des Produkts sogar zu, weil dabei bestimmte Inhaltsstoffe von ihren chemischen Ketten befreit werden.

Made in China

Hauptproduzenten von Gelée royale sind Südostasien und die Volksrepublik China mit rund 90 Prozent der Weltproduktion. Das Problem dabei ist, dass in diesen Regionen noch oft Pestizide zum Einsatz kommen und es nur wenige überprüfbare Bio-Produkte gibt.

Die Inhaltsstoffe

Aus der Sicht von Chemikern ist Gelée royale eine Emulsion von Proteinen, Kohlehydraten und Fetten, außerdem besteht es zu etwa 1,5 Prozent aus Mineralien sowie Flavonoiden, Polyphenolen und Vitaminen, unter denen vor allem die B-Vitamine dominieren. Allerdings können deren Werte auch beträchtlich schwanken. So decken zehn Gramm Gelée royale mitunter den kompletten Tagesbedarf an Biotin, doch je nach Herkunft und Herstellung des Produkts können es auch nur 30 Prozent sein. Der Wasseranteil beträgt 50 bis 70 Prozent, ist also weniger schwankungsanfällig.

Der Proteinanteil von Gelée royale liegt zwischen acht und neun Prozent, wovon das meiste aus Royalactin besteht. Der japanische Forscher Masaki Kamakura konnte nachweisen, dass vor allem dieses Eiweiß die Bienenlarve schneller wachsen lässt und dafür sorgt, dass sie nicht zur geschlechtslosen Arbeiterin, sondern zur Königin wird.

Dabei werden Stammzellen auf ihren ursprünglichen Ausgangszustand zurückprogrammiert, was man durchaus als eine Art Verjüngungskur bezeichnen kann.

Ebenfalls zu den spezifischen Proteinen von Gelée royale gehören Apisin und die Jelleine. Sie wirken antibiotisch auf gram-positive Bakterien, zu denen beispielsweise Streptokokken, Staphylokokken und Listerien gehören.

Vitaminanteile von Gelée royale

Vitamin	*mg pro kg*	*% des Tagesbedarfs in 10 Gramm*
Thiamin (B_1)	1 bis 17	1 – 20 %
Riboflavin (B_2)	5 – 24	5 – 25 %
Niacin (B_3)	45 – 190	5 – 15 %
Pantothensäure (B_5)	36 – 265	10 – 50 %
Pyridoxin (B_6)	2 – 55	1 – 25 %
Biotin (B_7)	1,5 – 5	30 – 100 %

Türkische Forscher entdeckten außerdem einen weiteren Anti-Aging-Aspekt. Demnach enthält Gelée royale große Mengen freier, also nicht in Proteinen gebundener Aminosäuren, wie etwa Lysin, Prolin und Cystin. Sie tragen laut Studienleiterin Sibel Silici von der *University of Erciyes* wesentlich dazu bei, »dass die Bienensubstanz eine so starke antioxidative Wirkung hat«. Gelée royale schützt also den Körper vor den Attacken der alt und krank machenden freien Radikale. Hauptverantwortlich dafür sind seine freien Aminosäuren.

Ungewöhnlich ist auch das Fettsäure-Profil des Gelée royale, in dem kurzkettige Fettsäuren dominieren, die man sonst in Tieren und Pflanzen eher selten findet. Eine von ihnen ist 10-Hydroxydecansäure, die bislang nirgendwo sonst in der belebten Natur und auch in keinem anderen Bienenprodukt gefunden wurde. »Wir müssen davon ausgehen, dass 10-Hydroxydecansäure wesentlich zu den biologischen Aktivitäten von Gelée royale beiträgt«, betont Joanna Kocot von der *Medical University of Lublin*. Die polnische Wissenschaftlerin forscht schon seit vielen Jahren zu den chemischen Grundlagen der Apitherapie.

Zu den weiteren Inhaltsstoffen von Gelée royale gehören die Polyphenole, die bekanntermaßen ebenfalls zu den wirksamen Antioxidantien zählen. Besonders herauszustreichen ist hier das Pinobanksin, das in den Blutgefäßen des Menschen die Oxidation von LDL-Cholesterin verhindert und dadurch vor Arteriosklerose und deren Folgeerkrankungen, wie etwa Herzinfarkt, Schlaganfall und Blutgefäßverschlüssen in den Beinen schützt. Außerdem ist Pinobanksin ein wichtiger Vitamin-E-Recycler. Dieses Vitamin verliert bei seinem Einsatz im Körper immer wieder ein Elektron – durch den »Elektronen-Donator« (Elektronen-Spender) Pinobanksin wird dieser Mangel wieder ausgeglichen.

Die gesundheitlichen Wirkungen von Gelée royale

Ein effektiver Wundheiler

Gelée royale wirkt antibiotisch und entzündungshemmend, und es kann in seiner Eigenschaft als Klebstoff, der die dicken Larven der Bienenköniginnen vor dem Absturz aus den Wabenzellen bewahrt, auch zerrissene Gewebeteile zusammenhalten. In einer iranischen Studie heilten die Fußgeschwüre von Diabetespatienten deutlich besser, nachdem man sie mit einer fünfprozentigen Gelée-royale-Lösung bestrichen hatte. Ägyptische Forscher erzielten ähnliche Ergebnisse mit einer Creme, in der das Bienenprodukt mit Dexpanthenol kombiniert wurde.

Der wundheilende Abkömmling des B-Vitamins

Dexpanthenol ist ein Abkömmling des B-Vitamins Pantothensäure und wird schon seit mehr als 60 Jahren in der Wundbehandlung eingesetzt. Es wird äußerlich, meistens als Creme, aufgetragen und verwandelt sich zurück in seinen Ursprung, also Pantothensäure. Die wiederum bildet die Vorstufe zu Coenzym A, das am Wiederaufbau von geschädigten Zellstrukturen beteiligt ist. Die Kombination von Dexpanthenol mit Gelée royale hat also einen naheliegenden Sinn: Das Bienenprodukt hält als antibiotischer Klebstoff zerrissene Gewebeteile zusammen und schützt sie vor Infekten, und der Vitaminvorläufer sorgt dann dafür, dass aus den Trümmern wieder neues Hautgewebe entstehen kann.

Ein effektiver Blutzuckersenker

An der *University of Medical Sciences* im iranischen Täbris hat man in den letzten Jahren mehrere Studien zur Wirkung von Gelée royale auf Diabetes und den Blutzuckerspiegel durchgeführt. In einer von ihnen stellte man fest, dass Diabetiker deutlich weniger fettreiche Nahrungsmittel verzehren, sofern man ihnen täglich ein Gramm des Bienenprodukts gibt, was bereits ein Hinweis darauf ist, wie stark Gelée royale auf den Stoffwechsel wirkt, denn sonst würde sich ja nicht der Appetit der Menschen verändern.

In einer jüngeren klinischen Studie verabreichte man 50 Diabetespatienten entweder ein wirkungsloses Plazebo oder aber ein Gramm Gelée royale pro Tag, acht Wochen lang – und diesmal erfasste man auch den Nüchtern-Blutzuckerspiegel der Probanden. Er senkte sich in der Gelée-royale-Gruppe von 163 auf knapp 150 mg/d, und auch der oxidative Stress in ihren Blutgefäßen ging zurück. Aus älteren Untersuchungen weiß man, dass Gelée royale ähnlich wirkt wie Insulin, doch wie genau das chemisch und physiologisch abläuft (das Bienenprodukt ist ja völlig anders zusammengesetzt als das Bauchspeicheldrüsenhormon!), ist bislang unbekannt, und diese Wissenslücke wird von Forschern auch immer wieder beklagt.

Wirkungsvoller Cholesterinsenker

In mehreren Studien zeigte sich, dass Gelée royale den Cholesterinspiegel senkt, und das auch bei älteren Menschen, bei denen dieser Effekt nur noch sehr schwer in Gang zu setzen ist. Hauptverantwortlich dafür ist Royalactin sowie einige andere Eiweiße von Gelée royale, die dafür sorgen, dass im Darm weniger Fette aus der Nahrung aufgenommen werden. Außerdem haben sie einen geradezu universellen Einfluss auf die Leber, die durch Gelée royale einerseits dazu gebracht wird, weniger eigenes Cholesterin zu produzieren, und andererseits dazu, mehr Cholesterin (insbesondere das schädliche LDL-Cholesterin) aus dem Blut zu ziehen. Das Problem wird also gleich von mehreren Seiten her attackiert, die Pharma-Industrie wäre froh, etwas Vergleichbares in ihrem Sortiment zu haben. Allerdings muss man dazu sagen, dass Gelée royale ein Naturprodukt ist und dementsprechend starke Schwankungen in seiner Zusammensetzung zeigt. Seine cholesterinsenkende Wirkung ist also nicht zuverlässig. Für Patienten mit hohem Risiko für Infarkte oder andere Blutgefäßverschlüsse kann es daher allenfalls eine Ergänzung sein, die mit dem Arzt abgesprochen werden sollte.

Hilfreich bei PMS und Wechseljahresbeschwerden

Gelée royale wird in der chinesischen Volksmedizin schon länger bei Wechseljahresbeschwerden eingesetzt, und japanische Forscher entdeckten im Labor die pharmazeutischen Ursachen für diesen Effekt: Demnach wirken 10-Hydroxydecansäure und andere Fettsäuren des Bienenprodukts ähnlich wie Östrogen, sie docken an den gleichen Rezeptoren an wie das weibliche Hormon.

An der *Iran University of Medical Sciences* in Teheran verabreichte man über einen Zeitraum von zwei Monaten 110 Studentinnen täglich entweder 1.000 Milligramm Gelée royale oder aber ein wirkungsloses Plazebo. Das Befinden der Patientinnen wurde mit einem speziellen PMS-Fragebogen (Premenstrual Profile) abgefragt, die Frauen erreichten hier vor dem Beginn der Therapie eine Punktzahl von durchschnittlich 22 Punkten. In der Plazebogruppe sank diese Punktzahl nur unerheblich auf 20 Punkte, während sie bei den Gelée-royale-Patientinnen auf etwas mehr als 11 Punkte herunterging. Das Bienenprodukt hatte also für eine Halbierung des PMS-Scores gesorgt.

Bei klimakterischen Beschwerden sieht die Datenlage ähnlich ermutigend aus. Demnach verbessert Gelée royale die Blutfettwerte und Stimmungslage von Frauen in den Wechseljahren. Zum Einfluss auf Osteoporose wurde kürzlich an der *Aichi Medical University* im japanischen Nagakute ein Experiment an Ratten durchgeführt, denen man die Eierstöcke entfernt hatte. Hier stoppte Gelée royale zwar nicht die Osteoporose, also den Verlust von Knochenmasse, doch die verbleibende Knochensubstanz gewann dafür merklich an Stabilität, sodass es nicht so schnell zu Brüchen kommen konnte.

Zu den typischen Wechseljahresbeschwerden zählt neben Osteoporose, erhöhten Blutfettwerten und depressiven Verstimmungen auch die Scheidentrockenheit. Sie belastet nicht nur das Sexualleben, sondern erhöht auch das Risiko für Harnwegsinfektionen. Eine Gelée-royale-Creme könnte da eine echte Linderung bringen. Iranische Forscher verabreichten 90 Frauen im Alter von 50 bis 65 Jahren entweder eine Scheidencreme auf Gelée-royale-Basis, eine pharmazeutische Östrogen-Scheidencreme oder aber eine wirkstofffreie Plazebo-Creme. Der Versuch dauerte drei Monate. Im Anschluss daran zeigte die Gelée-royale-Gruppe deutliche Verbesserungen ihrer Scheiden-, Blasen- und Sexualfunktionen. Im Interview berichteten sie außerdem von einer besseren Lebensqualität als die Plazebo-Probandinnen, was ja nicht verwundern darf, insofern Beschwerden an den Geschlechts- und Ausscheidungsorganen einen hohen Leidensdruck entfalten. Die Ergebnisse der Gelée-royale-Gruppe waren nahezu identisch mit den Verbesserungen unter dem Östrogen-Präparat, allerdings mit weniger Nebenwirkungen.

Steigerung der Fruchtbarkeit

Die Bienenkönigin unterscheidet sich von ihren Arbeiterinnen bekanntermaßen durch ihre extreme Fruchtbarkeit, dementsprechend könnte ihr Futter, also das Gelée royale, auch dem Menschen bei der Erfüllung seines Kinderwunsches helfen. Dass dieser Gedanke nicht nur theoretischer Natur ist, sondern auch in der Praxis greifen kann, belegt eine Studie am Universitätshospital im ägyptischen Sohag (diese Stadt liegt am Nil, etwa 500 Kilometer südlich von Kairo). Darin wurden knapp 100 Paare aufgefordert, kurz vor dem Sex ein Gel in die Scheide der Frau einzuführen. Die Männer der Probanden-Paare litten unter Asthenozoospermie, also einer Unbeweglichkeit ihrer Samenzellen; das Gel basierte auf einer Mischung von Honig und Gelée royale. Zum Vergleich dienten Paare, die ihren Kinderwunsch mit einer intrauterinen Insemination zu erfüllen versuchten, also der direkten Einspritzung der Spermien in die Gebärmutter.

Am Ende der rund ein Jahr dauernden Studie konnten sich die Paare, die das Gel benutzt hatten, über dreimal so viele Schwangerschaften freuen wie die Vergleichsgruppe. Das war vermutlich in erster Linie dem Gelée-royale-Anteil geschuldet, denn iranische Forscher erfassten einige Jahre später an Ratten den Fruchtbarkeit steigernden Effekt von Honig und Gelée royale, und zwar getrennt voneinander. Dabei entfaltete nur das Königinfutter einen Effekt auf die Beweglichkeit und Anzahl der männlichen Samenzellen. Der allerdings war so überwältigend, dass die Forscher ihre Studie mit dem Titel »Wonderful Effects of Royal Jelly on Treatment of Male-Factor Related Infertility« (»Wunderbare Wirkungen von Gelée royale auf die Behandlung männlicher Unfruchtbarkeit«) überschrieben. So viel Euphorie ist im sachlichen Wissenschaftsbetrieb ausgesprochen selten.

Anti-Aging

Die Königin lebt deutlich länger als die übrigen Mitglieder im Bienenstaat, obwohl sie alle das gleiche Erbgut haben, was die Vermutung nahelegt, dass Gelée royale als Königinfutter eine lebensverlängernde Wirkung hat, die sich möglicherweise auch auf andere Lebewesen auswirkt. Und tatsächlich gelang es im Labor, das Leben von Fadenwürmern und Fruchtfliegen zu verlängern, indem man ihnen das Bienenprodukt verabreichte. Eine Schlüsselrolle spielten dabei seine spezifischen Eiweiße und die zu den kurzkettigen Fetten zählende 10-Hydroxydecansäure: Sie schützen den Organismus vor oxidativem Stress, der als Hauptmotor aller Alterungsprozesse gilt.

Die Datenlage zum Anti-Aging-Effekt beim Menschen ist allerdings dünn. Ein japanisch-chinesisches Forscherteam schaffte es immerhin, mithilfe von Gelée royale den Muskelabbau bei den Bewohnerinnen eines Altenheims zu verzögern, doch ansonsten zeigten sich keine sonderlichen Effekte. Interessant wäre eine Überprüfung der Langzeit-Wirkung auf Senioren mit Diabetes und Fettstoffwechselstörungen, denn da Gelée royale bei diesen schwerwiegenden Erkrankungen hilft, dürfte es auch das Leben der betroffenen Patienten verlängern.

Schutz vor Demenz

Gelée royale schützt vor cholesterinbedingten Gefäßverschlüssen und dem oxidativen »Rostfraß« der freien Radikale, wovon nicht zuletzt die sensiblen Neuronen des Gehirns profitieren. Zudem erwies sich im Labor, dass es die Produktion des »Nervenüberlebensfaktors« GDNF und die Umwandlung von neuralen Stammzellen zu Neuronen und Astrogliazellen (sie ernähren das neuronale Netzwerk über ihren Kontakt zu den Blutgefäßen) anregt.

Ein ägyptisches Forscherteam verlangsamte den Demenzverlauf von 66 Senioren, indem man ihnen eine Mischung aus 120 mg Ginkgo-Extrakt, 150 mg Ginseng-Extrakt und 750 mg Gelée royale verabreichte. Diese Kombination wird wegen des Erfolgs der Studie mittlerweile in diversen Ausführungen angeboten, vor allem im Internethandel. Die ägyptischen Forscher verwendeten für ihre Studie ein Präparat namens »Memo«, das beim Pharma-Unternehmen Pharco Pharmaceuticals in Alexandria hergestellt wird.

Eine sinnvolle Kombination

Ginseng, Ginkgo und Gelée royale bearbeiten Hirnfunktionsstörungen und eine beginnende Demenz von verschiedenen Seiten, und deswegen macht es Sinn, sie miteinander zu kombinieren:

- Gelée royale schützt das Gehirn vor Gefäßverschlüssen und freien Radikalen.
- Ginkgo hemmt den sogenannten Platelet Activating Factor (dieser Faktor fördert die Blutgerinnung in den Gefäßen) und verbessert dadurch den Blutfluss im Gehirn. Außerdem schützt er funktionsschwache Nervenzellverbände vor Sauerstoffnot, sodass sie länger durchhalten.
- Ginseng verbessert die Fähigkeit des Körpers, sich an geistigen und emotionalen Stress zu gewöhnen. Zudem wirkt er beruhigend, wenn der Körper Schlaf fordert, und umgekehrt über seinen Einfluss auf die hormonsteuernde Hypophyse anregend auf die Aktivitäten des Gehirns.

Mögliche Nebenwirkungen

In Einzelfällen kann es durch die Einnahme von Gelée royale zu allergischem Asthma und einer anaphylaktischen Schockreaktion kommen, das Risiko dafür ist bei Menschen mit Heuschnupfen und Nahrungsmittelallergien deutlich erhöht. In Allergietests zeigten diejenigen, die allergisch auf Gelée royale reagieren, fast immer auch Immunreaktionen auf andere Allergene. Anekdotischen Berichten zufolge sollte die Einnahme von Gelée royale abends vermieden werden, weil das Bienenprodukt anregende Kohlehydrate enthält. In der medizinischen Fachliteratur gibt es zudem Fallberichte zu Wechselwirkungen zwischen Gelée royale und dem Blut verdünnenden Medikament *Warfarin*.

Einkauf, Anwendung und Dosierung

Gelée royale wird heute vor allem in China und Südostasien produziert. Aber mittlerweile gibt es auch Hersteller aus Mitteleuropa, wo man dann auch Produkte in Bio-Qualität bekommt. Für Gelée royale gibt es eine internationale ISO-Norm (ISO 12824:2016) mit zwei unterschiedlichen Qualitäten, die nach der Art der Fütterung unterscheiden. Für die hochwertigere bekommt das Bienenvolk nur natürliche Nahrung, für die andere erhält es zusätzlich noch Futterlösungen, was gerade in China üblich ist. Entsprechende Angaben findet man jedoch nur selten auf den Verpackungen der Gelée-royale-Produkte.

Suchen Sie nach Packungshinweisen oder fragen Sie beim Hersteller oder Importeur nach, ob das Gelée royale auf Pyrrolizidinalkaloide und Tierarzneimittelrückstände untersucht wurde. In den letzten Jahren gab es jedoch hierzulande keine entsprechenden Vorfälle mehr.

In wissenschaftlichen Studien wurde meistens mit Dosierungen von 1.000 Milligramm pro Tag gearbeitet, dies kann man auch als Maßstab für die private Anwendung anlegen. Es wurden jedoch auch schon Effekte mit 300 Milligramm erzielt. Die Höchstdosis liegt bei 3.000 Milligramm pro Tag. Sie sollte auf drei Portionen aufgeteilt werden, jeweils 20 bis 30 Minuten vor den Mahlzeiten.

Für die äußere Anwendung empfehlen sich Cremes und Salben mit Gelée royale. An entsprechenden Produkten besteht mittlerweile kein Mangel mehr, die meisten erfüllen jedoch allenfalls kosmetische Zwecke. Für medizinische Effekte sollte das Produkt mindestens fünf Prozent Gelée royale enthalten.

Man kann aber Gelée-royale-Salbe auch selbst herstellen.

REZEPT

Gelée-royale-Salbe

Sie benötigen:

100 ml Jojobaöl
8 Gramm Bienenwachs
10 Gramm Gelée royale

Öl und Wachs in einem Glas im Wasserbad bis auf 60 Grad erhitzen, wobei der Inhalt immer mal wieder umgerührt wird, um den Schmelzvorgang des Wachses zu beschleunigen. Sobald das Wachs geschmolzen ist, das Glas mit der Mischung aus dem Wasserbad nehmen. Jetzt kann man das Gelée royale einrühren, dann die noch flüssige Mischung in einen Salbentiegel geben, wo sie aushärten kann. Nach etwa sechs Stunden sollte dieser Vorgang abgeschlossen sein. Die Gelée-royale-Salbe hält sich im Kühlschrank etwa zwei Monate lang.

Honig: Wundheiler, Jungbrunnen und Sportlernahrung

Honig gehört zu den traditionsreichsten Nahrungs- und Heilmitteln des Menschen, vermutlich kletterten schon vor 10.000 Jahren Urmenschen auf Bäume, um dort in Bienenstöcken nach der süßen Leckerei zu suchen. Die Imkerei zum Zwecke der Honiggewinnung begann vor 6.000 Jahren in Anatolien, und ungefähr zu dieser Zeit begann man auch damit, das Bienenprodukt zu Heilzwecken einzusetzen. Die alten Ägypter verwendeten ihn zu Wundauflagen, im Buddhismus galt er – in Kombination mit Reis – als Mahlzeit, die »Leben und Schönheit, Ausgeglichenheit und Kraft« schenken würde. Im Ashtanga Hridaya, einem der klassischen Werke dieser indischen Medizinlehre, wird er zur Behandlung von Wunden und Augenerkrankungen empfohlen.

In den Schriften der Traditionellen Chinesischen Medizin wird Honig ebenfalls häufig genannt, man würdigt dort vor allem seinen zwischen Yin und Yang ausbalancierenden Charakter. Laut der *Großen Enzyklopädie der Materia Medica* von Li Shizhen könne Honig helfen, »krank machende Hitze und Gifte abzubauen, Schmerzen zu lindern und den Wasserverlust des Körpers einzudämmen«. Außerdem war der im 16. Jahrhundert lebende Arzt und Botaniker davon überzeugt, dass der regelmäßige Honigverzehr »zu klarem Sehen und rosigen Wangen« führen und gegen Husten und chronische Verstopfung helfen würde.

Geben und Nehmen

Yin und Yang entstammen als Begriffe eigentlich der klassischen chinesischen Philosophie, wurden später aber auch zu einer Säule der Traditionellen Chinesischen Medizin. Sie stehen für zwei gegensätzliche Kräfte in der Welt, wobei es nicht einfach ist, sie zu definieren, weil sie für die unterschiedlichsten Dinge verwendet werden. Am einfachsten werden sie noch in den alten Schriften wie etwa dem »I Ging« (Buch der Wandlungen) beschrieben, wo sie mit Adjektiven wie stark und schwach, gleich und ungleich sowie männlich und weiblich in Verbindung gebracht werden. Dieses verallgemeinerte sich später zur Vorstellung, wonach Yin und Yang für das Ewig-Weibliche und Ewig-Männliche stünden, wobei man diese Prinzipien nicht auf Frau und Mann beschränken, sondern sie im Sinne von »empfangend« und »gebend« sowie »passiv« und »aktiv« verstehen sollte.

Die antiken Griechen verwendeten Honigsalben zur Fiebersenkung und zur Behandlung eitriger Geschwüre, und der Honig aus Attika wurde zur Behandlung von Aphthen und HNO-Infektionen eingesetzt. Im Römischen Reich zählte Bienenhaltung zur Allgemeinbildung, sie war weitverbreitet und der Profit so gut, dass sich jeder römische Gutsherr mindestens einen Bienensklaven hielt, der das Melarium, das Bienenhaus, betreute. Die stolzen Gewinne führten dazu, dass viele Berufsimker sogar zusätzliche Bienenstände auf dem Land pachteten, und insgesamt erreichte die Bienenzucht ein hohes Niveau. Zudem wurde Honig als universelles Heilmittel verehrt, die Anwendungen reichten von der Behandlung von Fieber über Potenzstörungen bis Wunden und Melancholie. Plinius bescheinigte dem Honig eine heilende Kraft bei Schlangenbissen und Lungenentzündungen sowie bei Erkrankungen im Mund- und Rachenraum.

Die Honig-Apotheke des Ibn Sina

Der persische Arzt Ibn Sina (auch Avicenna genannt) lebte von 980 bis 1037, er gilt als eine der prägenden Persönlichkeiten der Medizingeschichte – und auch er schätzte den Honig. In seinem »Kanon der Medizin« notierte er: »Fenchelsaft, gemischt mit Honig und wildem Majoran, hilft im Anfangsstadium eines Katarakts.« Er sah also in diesem Rezept eine Prävention gegen den grauen Star. Außerdem empfahl er Honig, um bei stillenden Müttern und Ammen den Milchfluss anzuregen. Weitere Indikationen, bei denen Ibn Sina Honig verordnete: Verstopfung, Husten und Sodbrennen sowie (als Mundspülung) Aphthen und (als Auflage) Furunkel.

Im Alten Testament zählte Honig zum »Nötigsten«, was man im alltäglichen Leben bräuchte, und im Koran wird den Bienen bescheinigt, dass sie dem Menschen »ein Getränk in mannigfaltigen Farben« gäben, »in dem Heilung für die Menschheit« sei. Im byzantinischen Reich des Mittelalters wurde sogar erkranktes Vieh mit Honig therapiert, und neben der stärkenden und entzündungshemmenden Wirkung im Erkrankungsfall wurde er auch zur Konservierung von Fleisch und Obst verwendet. Große Ärzte wie Abu Bakr Muhammad und Ibn Sina gehörten ebenfalls zu den Anhängern des Bienenprodukts.

Honig verfügt also als Heilmittel über eine lange Tradition. Was aber nicht bedeutet, dass er ein reines Heilmittel der Volksheilkunde ist. »Mittlerweile existieren viele Studien, die sein medizinisches Potenzial belegen«, betont Naguib Salleh, ein Physiologe vom medizinischen Institut der *University of Malaysia*. Sein Heimatland gehört mit Japan, China, Pakistan, Indien und Saudi-Arabien zu den Hochburgen der Honig-Forschung, aber auch in den USA und Deutschland wird dazu publiziert. Erst im Februar 2019 veröffentlichten Forscher aus Offenbach und Jena wieder eine große Studie zum Honig und seinem Heilpotenzial bei Entzündungen der Mundschleimhaut, die oft im Zusammenhang von Chemo- und Radiotherapien auftreten. Ihr Resümee fiel ausgesprochen positiv aus. Demnach reicht schon der handelsübliche, konventionelle Honig (es muss also kein medizinischer Honig sein), um die schmerzhafte Mukositis der Krebspatienten in den Griff zu bekommen.

Vom Bienenmagen in den Honigtopf

Die Bienen gewinnen ihren Honig vor allem aus Nektar, also jenem zuckerhaltigen Saft, den Blütenpflanzen aus ihren Nektarien abscheiden. In gemäßigten Klimazonen, also auch in Deutschland, sammeln sie als Rohstoff aber auch den Honigtau ein. Es handelt sich dabei um das Ausscheidungsprodukt von Läusen oder Zikaden, die sich an den Pflanzen bedient haben. Es hat für die Biene den Vorteil, dass es ja schon durch ihre Insektenverwandten vorverdaut ist. Sie »freut« sich deshalb in besonderem Maße darüber, wenn gerade eine Blattlausplage übers Land zieht, weil ihr das eine Menge Verdauungsarbeit erspart. Des einen Leid ist eben des anderen Freud.

Die Honigproduktion sieht so aus, dass die Sammelbiene, bereits beginnend mit ihrem Flug zum heimatlichen Stock, den Nektar und den Honigtau in ihrem Honigmagen verarbeitet und dabei nicht nur den Wassergehalt reduziert, sondern auch noch eigene Enzyme hinzugibt. Dieses Gemisch gibt sie dann an die Stockbienen ab, die daraufhin den bereits geschilderten Verdauungsprozess noch einmal wiederholen, wobei sie den mittlerweile schon angedickten Saft mehrfach über den Rüssel ablassen und wieder einsaugen. Dabei erfahren gerade die Zuckerbestandteile eine enorme Veränderung, und es entstehen sogenannte Inhibine, die das Wachstum von Bakterien und Pilzen hemmen. Der Wassergehalt hingegen geht weiter zurück, bis er schließlich bei 30 bis 40 Prozent liegt. Solchermaßen angedickt wird der Saft in die leeren Wabenzellen gestopft, die allerdings nur teilweise gefüllt werden, damit weiter-

Mehr Mineralien durch Honigtau

Wenn die Pflanze ihren Saft über die Nektarien in ihren Blüten abgibt, hält sie ihre Mineralien zurück, um in dieser Hinsicht nicht zu große Verluste zu erleiden. Weswegen der Honig, den die Biene aus Nektar gewinnt, relativ mineralstoffarm ist (etwa 0,2 mg/100 g). Ganz anders ist das jedoch, wenn sie ihn aus dem Honigtau, also den Ausscheidungen der Läuse herstellt. Denn wenn die Pflanze von einem Insekt, beispielsweise einer Laus, angezapft wird, kann sie das nicht kontrollieren. Der auf diese Weise gewonnene Saft enthält daher relativ viele Mineralien (etwa 0,9 mg/100 g), und das gilt dann auch für den Honig, der aus ihm gewonnen wird. Davon profitiert nicht nur die Biene, sondern auch der Mensch als Honigkonsument.

hin eine große Verdunstungsoberfläche bleibt, um den Wassergehalt noch weiter zu reduzieren. Die Stockbienen beschleunigen die Verdunstung außerdem noch, indem sie mit ihren Flügeln reichlich Luft zufächeln. Auf diese Weise liegt der Wassergehalt des Wabeninhalts schon bald bei 15 bis 20 Prozent – und fertig ist der Honig! Die Wabe wird schließlich mit einem Deckel verschlossen, was für den Imker ein zuverlässiger Hinweis ist, dass er jetzt an die Honigernte gehen kann.

Diese kann dann auf unterschiedliche Weise erfolgen, meistens jedoch geschieht sie in Form des Schleuderns.

Dazu werden die entdeckelten Waben in einer manuellen oder elektrischen Honigschleuder gedreht, sodass der Honig durch die Zentrifugalkraft an die Innenwand der Schleudertrommel gespritzt wird. Dort läuft er dann herunter, um schließlich aus dem Auslaufhahn über das Honigsieb in einen Auffangbehälter zu fließen.

Deutlich schonender als diese doch recht rabiate Methode ist es, den Honig aus den Waben tropfen zu lassen (»Tropfhonig«) oder gleich die kompletten Waben samt Honig zu verwerten. Besser für den Honig ist außerdem das Pressen, wie es noch vor 100 Jahren üblich war. Dabei bleiben die Strukturen des Honigs unversehrt. Seine Wachsbestandteile und Pollen werden nicht herausgelöst, sondern bleiben drin. Allerdings dauert das Pressen relativ lange.

Das Pressen schont den Honig, aber nicht die Wabe

Für die Gewinnung von Press-Honig werden die geschnittenen Waben in ein großes Metallgefäß mit kleinen seitlichen Schlitzen gesteckt, in dem sich ein Ballon befindet. Dieser wird langsam mit Wasser gefüllt und presst so den Honig samt Wachs und Pollen langsam durch die Schlitze. Der herausrinnende Honig wird in einer Schale aufgefangen. Der Haken der Press-Methode: Die Strukturen des Honigs bleiben zwar erhalten, doch die der Waben nicht. Bei der Schleuder-Methode hingegen können die Waben meistens noch weiterverwendet werden.

Am besten für Biene und Honig: Bio-Produktion

Bio-Honig hat den Vorteil, dass seine Herstellung schonender für die Umwelt ist und er weniger – optimalerweise gar nicht! – mit Schadstoffen belastet ist. Doch welche Kriterien muss er dafür erfüllen? Kann es echten Bio-Honig in einer flächendeckend belastenden Umwelt wie Deutschland überhaupt geben?

Das besondere Problem des Bio-Imkers besteht nämlich darin, dass er die Nahrungssuche seiner Bienenvölker nicht komplett steuern kann, deren Sammlerinnen einen Radius von bis zu fünf Kilometern haben. Dabei kann es schon mal vorkommen, dass sie sich aus ökologisch belasteten Wiesen und Bäumen bedienen. Die Bayerische Landesanstalt für Weinbau und Gartenbau sieht daher den Bio-Anspruch schon als erfüllt an, wenn die Bienenstöcke so aufgestellt sind, »dass im Umkreis von drei Kilometern um den Standort Nektar- und Pollentrachten im Wesentlichen aus ökologischen bzw. biologischen Kulturen und/oder Wildpflanzen und/oder Kulturen bestehen, die nach Methoden mit geringer Umweltauswirkung behandelt werden«. Das ist zwar nicht gerade optimal, aber halbwegs erfüllbar.

Strenger wird da schon der Bio-Maßstab im Hinblick auf die konkreten Produktionsbedingungen in der Imkerei angelegt. So sollte der Bienenkasten nicht aus Kunststoff, sondern aus Holz bestehen. Außerdem darf er nicht mit einer Farbe bestrichen werden, deren Bestandteile ökologisch problematisch sind und auf den Honig übergehen könnten. Ebenfalls verboten sind der Flügelschnitt bei den Königinnen sowie chemische Mittel und Medikamente gegen Schädlinge oder zum Fernhalten der Bienen bei der Ernte. Das Winterfutter sollte aus eigenem Honig und Pollen bestehen, der Imker darf nur in Not- und Ausnahmefällen auf Zuckersirup ausweichen, der zudem aus ökologischem Anbau stammen sollte.

Die Inhaltsstoffe des Honigs

Unbekannte Zucker

Honig enthält etwa 200 Inhaltsstoffe, von denen Wasser (15 bis 20 Prozent) und die Zuckerverbindungen (um die 70 Prozent) den größten Anteil stellen. Der Zucker besteht zu einem Drittel aus Fructose, die anderen zwei Drittel werden von den unterschiedlichsten Kohlehydraten gestellt, wie etwa Maltose, Isomaltose, Palatinose, Melezitose, Saccharose, Turanose und Trehalose. Das Zuckergemisch des Honigs ist mitverantwortlich für seine hustenhemmende Wirkung und teilweise auch dafür, dass er trotz seines hohen Zuckergehalts keinen hohen glykämischen Index (GI) hat. Fruchtzuckerreiche Honigsorten (wie etwa Akazien- und Manukahonig) haben einen GI von weniger als 50 oder sogar deutlich unter 40. Sie sind daher auch für Diabetiker und Übergewichtige kein Problem. In jedem Falle ist Honig als Süßungsmittel weitaus unproblematischer als der herkömmliche Industriezucker.

GI: Die Maßzahl für den Zuckerhaushalt

Der glykämische Index (GI) ist ein Maß zur Bestimmung der Wirkung eines Lebensmittels auf den Blutzuckerspiegel. Teilweise wird dafür auch die Bezeichnung »Glyx« verwendet. Lebensmittel mit einem hohen GI führen zu einem steilen Anstieg des Blutzuckerspiegels, was zu einer starken Ausschüttung des Stoffwechselhormons Insulin führt. Das wiederum mobilisiert die Aufnahme von Glukose in die Muskel- und Fettzellen sowie das Anfüllen der Fettdepots. Lebensmittel mit hohem GI (über 70) gelten daher für Diabetiker und Übergewichtige als problematisch. Bei einem Wert unter 50 spricht man von einem niedrigen GI.

Sekundäre Pflanzeninhaltsstoffe

Sie sind hauptverantwortlich für das breite Wirkungsspektrum des Honigs. Die Biene übernimmt diese Substanzen bei ihrer Nektar- und Honigtauernte und verbindet sie zu Mixturen, die man sonst nirgendwo in der Natur findet. So enthält Honig beispielsweise Flavonoide wie Quercetin, Luteolin, Kaempferol, Apigenin, Chrysin und Galangin, von denen jedes Einzelne für sich genommen schon eine wirkungsvolle Waffe gegen oxidativen Stress und die mit ihm einhergehenden Alterserscheinungen ist. Nichtsdestoweniger hängt die Wirkung jeder einzelnen Honigsorte wesentlich damit zusammen, welche Pflanze von der Biene hauptsächlich angeflogen wird. So wirkt etwa Manukahonig aufgrund der in ihm enthaltenen ätherischen Öle anders als sein Buchweizen-Pendant, in dem man vor allem Gerbstoffe findet.

Mineralien und Vitamine

Was die Versorgung mit Vitaminen angeht, sollte man vom Honig nicht zu viel erwarten. So ist etwa sein Vitamin-C-Wert ohne Bedeutung, auch wenn die Biene oft Pflanzen mit hohem Vitamin-C-Gehalt anfliegt, doch der gelangt nicht eins zu eins in den Nektar und Honigtau und damit auch nicht in den Honig. Für die B-Vitamine Thiamin, Biotin und Riboflavin sowie die Vitamine A, E und K gilt Ähnliches: Man findet sie zwar in dem Bienenprodukt, aber für die tägliche Ernährung spielt das keine sonderliche Rolle. Immerhin liefert Honig mit zwei mg/100 G reichlich Pyridoxin (Vitamin B6), und bei den Mineralien kann zumindest der Honigtau-Honig eine ergiebige Quelle sein. Wir finden in ihm, wie der Apitherapie-Experte Stefan Bogdanov erklärt, vor allem nennenswerte Mengen an Chrom, Mangan und Selen, »was gerade für Kinder und Jugendliche im Alter von ein bis 15 Jahren eine Rolle spielen kann«. Denn der wachsende Körper sei in besonderem Maße auf diese Stoffe angewiesen.

Cholin und Acetylcholin

Honig enthält bis zu 25 mg/kg Cholin und bis zu 5 mg/kg Acetylcholin. Cholin wird vor allem für die Funktionen von Herz und Kreislauf sowie für die Reparaturen an Körperzellen benötigt, während Acetylcholin als Botenstoff fungiert, der im Gehirn gebraucht wird.

Enzyme

Die Biene versetzt ihren Honig mit diversen Enzymen, die antibiotisch auf viele Keime wirken, welche wiederum für den Menschen gefährlich sein können. Im Labor konnte man außerdem nachweisen, dass die Honig-Enzyme die Calcium-Absorption verbessern. Wer also abends das berühmte Glas mit Milch und Honig trinkt, verbessert dadurch nicht nur seinen Schlaf – er tut auch etwas für seine Knochengesundheit.

Die gesundheitlichen Wirkungen von Honig

Sanftes Antibiotikum

Honig entzieht den Bakterien Wasser, sodass sie nicht mehr lebens- und vermehrungsfähig sind. Diesen osmotischen Effekt findet man natürlich auch beim Zucker. Was Honig dem Zucker jedoch voraus hat: Er enthält das Enzym Glukoseoxydase, das fortwährend Wasserstoffperoxid produziert, das ja schon länger als Mittel zur Wundreinigung eingesetzt wird. Nicht zu unterschätzen ist zudem der antibiotische Effekt der sogenannten Defensine im Honig. Sie blockieren die Eiweißsynthese der Bakterien und wirken in dieser Richtung auch bei Viren, sodass sie selbst beim trivialen, aber bekanntermaßen ärgerlichen Schnupfen greifen können. Der australische Manukahonig enthält außerdem große Mengen an Methylglyoxal. Dieser Stoff hängt sich an das Erbgut der Bakterien, die dadurch nicht mehr Herr über ihren Stoffwechsel sind und regelrecht verhungern.

Nicht zu vergessen schließlich, dass Honig sauer ist. Seine pH-Werte liegen zwischen 3,8 und 4,3, sie sind also ausgesprochen niedrig – und so etwas mögen Bakterien überhaupt nicht. Was aber nicht bedeutet, dass Honig zu einer Übersäuerung des Magens beiträgt. Einige Honigsorten wie Raps, Klee und Löwenzahn offenbarten sich in wissenschaftlichen Studien geradezu als Magensäure-Blocker. Für die Säurebelastung des Verdauungstraktes ist das letzten Endes von größerer Bedeutung als der pH-Wert der Nahrung.

Auch gegen *Helicobacter pylori*

Gleich mehrere wissenschaftliche Studien bestätigen antibiotische Effekte des Honigs bei *Helicobacter pylori*, dem berüchtigten Mitauslöser des Magengeschwürs. Gegenüber konventionellen Antibiotika besitzt er als Naturprodukt zudem den Vorteil, dass die Bakterien gegen ihn keine Resistenzen entwickeln können und er nicht die Darmflora schädigt. Im Gegenteil! Er wirkt durch sein spezielles Zuckerprofil sogar als Präbiotikum. Das heißt: Er unterstützt die Ausbildung einer gesunden Darmflora, indem er ihr als Power-Nahrung dient.

Effektiver Wundheiler

Aufgrund seiner antibiotischen Eigenschaften besitzt Honig eine Grundeigenschaft, die man für die Wundversorgung braucht. Aber das ist beileibe nicht alles. Er baut auch das tote Gewebe an den Wundrändern ab, sodass die natürliche Heilung besser vorangeht. Zudem wirkt er in hohem Maße entzündungshemmend: Selbst wenn keine Keime in der Wunde sind, gehen dort unter einer Honigpackung die Schwellungen, Schmerzen und die Hitze zurück. Hochgefahren wird hingegen die Aktivität der Fibroblasten, sodass die Wunde nicht nur vom Rand her, sondern auch aus der Tiefe verschlossen wird. Dieser Effekt lässt sich sogar für die plastische Chirurgie nutzen. In einer türkischen Studie wurden 88 hauttransplantierte Patienten entweder mit Honigauflagen, Paraffingaze, klassischen Hydrokolloidverbänden oder Kochsalzkompressen verbunden. Das Bienenprodukt schnitt dabei deutlich besser ab als das Paraffin und die Kochsalzkompressen und genauso gut wie die Hydrokolloidverbände, die aber bekanntermaßen oft zu Allergien, Gewebeaufweichungen und anderen Komplikationen führen.

Mittlerweile existieren diverse klinische Studien zur wundheilenden Wirkung von Honig, mit überwiegend positivem Tenor. Das Bienenprodukt zeichnet sich demnach auch durch seine Anwenderfreundlichkeit aus. »Mit Honigauflagen bereitet der Verbandswechsel weniger Schmerzen, weil sich die Umschläge leicht entfernen lassen, ohne die neu gebildeten Hautschichten zu verletzen«, erklärt Kai Sofka von der Uni-Kinderklinik in Bonn. An diversen deutschen Kliniken setzt man bereits auf den sogenannten »Medihoney«, einen speziell behandelten und gereinigten Manukahonig. Bei ihm kann es aber auch – gerade weil er so wirksam ist und dadurch das Gewebe reizen kann – zu Nebenreaktionen kommen. So leiden Diabetiker nach der Behandlung mit Manukahonig oft unter einem erhöhten Schmerzempfinden.

Dabei gibt es auch in Deutschland einen antibakteriell wirkenden Honig. »Wir haben in Kornblumenhonig erhebliche Mengen an Wasserstoffperoxid gefunden«, berichtet Karl Speer von der TU Dresden. Der Chemiker hat zusammen mit der Wiederkäuerklinik der FU Berlin eine Studie durchgeführt, in der Milchkühe, die an entzündeten Klauen litten, pflanzlich und ohne Antibiotika-Gabe geheilt wurden. Durchaus möglich also, dass Kornblumenhonig für den Menschen ähnlich wirkungsvoll ist wie sein neuseeländisches Pendant.

Wirkungsvoller Hustenstiller

In einer israelischen Studie an 200 Kleinkindern halfen Eukalyptus- und Zitronenblütenhonig gegen den Husten eines grippalen Infekts. Hauptverantwortlich sind hier nicht nur die antibiotischen Inhaltsstoffe des Bienenprodukts, sondern auch sein Zucker, weil er die fürs Husten zuständigen Areale im Gehirn besänftigt. Bei Buchweizenhonig kommen noch die entzündungshemmenden Gerbstoffe des Getreides hinzu: Er hatte in einer amerikanischen Studie an 105 hustenden Kindern eine bessere Wirksamkeit als ein Standard-Hustensaft mit Dextromethorphan. Studienleiter Ian Paul von der *Pennsylvania State University* lobte auch seine große Akzeptanz: »Geschmack und Konsistenz des Honigs sind einfach kinderfreundlich.«

Sanftes Abführmittel

Durch seinen Fruchtzucker erhöht Honig den Wasseranteil des Darminhalts und die Aktivität der Darmmuskulatur. Er kann dadurch bei hartnäckiger Verstopfung hilfreich sein.

»Rohrputzer« für die Blutgefäße

Honig senkt die Blutfett- und Cholesterinwerte und damit das Risiko für Arteriosklerose und deren Folgeerkrankungen, wie etwa Schlaganfall und Herzinfarkt. In einer walisischen Studie an 665 Männern fand man heraus, dass regelmäßige Honigesser nicht nur niedrigere Blutfett- und Blutdruckwerte hatten, sondern über einen Zeitraum von 25 Jahren auch deutlich seltener verstarben.

Sportlernahrung

Seit den großen Zeiten von Boris Becker sieht man immer wieder Sportler, die sich während des Wettkampfs mit Bananen, Äpfeln, Traubenzucker, Müsliriegeln oder anderen kohlehydratreichen Snacks in Form bringen. Vielleicht sollten sie es besser mit Honig versuchen. Denn dessen komplexes Zuckerprofil kommt den Energieanforderungen des Sportlers in besonderem Maße entgegen. An der *Texas A&M University* schnitten Radfahrer und andere Athleten in Belastungstests – beispielsweise am Fahrradergometer – besser ab, wenn man ihnen anstelle von Traubenzucker die gleiche Menge Honig verabreichte. Die US-Forscher überschrieben ihre Studie mit dem vielsagenden Titel: »Honey: An Alternative Sports Gel.«

Die besonderen medizinischen Wirkungen einzelner Honigsorten

Akazienhonig:	Hirnleistungsstörungen, Mundgeruch, Magenbeschwerden, Helicobacter-Infektionen, Wundbehandlung, eignet sich als Süßungsmittel für Diabetiker
Buchweizenhonig:	Husten, grippale Infekte, Lebererkrankungen, Verdauungsstörungen
Eukalyptushonig:	Husten, grippale Infekte, Blasenentzündungen und andere Harnwegsinfekte
Heidehonig:	grippale Infekte, Blasenentzündungen und andere Harnwegsinfekte, Blutarmut
Kastanienhonig:	Blutarmut, Blasenentzündungen und andere Harnwegsinfekte
Kleehonig:	Übergewicht, erhöhte Cholesterinwerte, Gastritis, Sodbrennen, Hepatitis A, Mukositis (Schleimhautentzündung im Mund)
Kornblumenhonig:	Harnwegsinfekte
Lavendelhonig:	Ängste, depressive Verstimmungen, Schlaf- und Konzentrationsstörungen, Insektenstiche
Lindenhonig:	grippale Infekte, Sinusitis, Schlafstörungen

Löwenzahnhonig:	Gastritis, Sodbrennen
Manukahonig:	Augenlidrandentzündung, Atemwegsinfekte, Blasenentzündungen und andere Harnwegsinfekte, Magen- und Darminfektionen, Mukositis (Schleimhautentzündung im Mund), Mundgeruch, Venengeschwüre, Wundbehandlung
Mönchspfefferhonig:	Leberschäden durch Alkohol oder Medikamente
Rapshonig:	Gastritis, Hepatitis A
Sonnenblumenhonig:	Arteriosklerose, Unterleibskrämpfe, Wechseljahresbeschwerden
Tualanghonig:	Augenlidrandentzündung, Atemwegsinfekte, Blasenentzündungen und andere Infekte, Mukositis (Schleimhautentzündung im Mund), Venengeschwüre, Wundbehandlung
Thymianhonig:	Grippale Infekte, Husten, Wundbehandlung, Sinusitis, Mukositis (Schleimhautentzündung im Mund)

Mögliche Nebenwirkungen

Honig besteht hauptsächlich aus Zucker und Wasser, außerdem hält er aufgrund seiner klebrigen Konsistenz ziemlich lange Kontakt mit der Zahnoberfläche, sodass viele Zahnärzte ihn sogar für schädlicher halten als Industriezucker. Tatsache ist jedoch, dass der Effekt des Honigs auf die Zähne von den Mengen abhängt, die man verzehrt. In einer Studie der Hebräischen Universität in Jerusalem zeigte er in niedrigen Konzentrationen einen fördernden, in hohen Dosierungen einen hemmenden Effekt auf das Wachstum von Kariesbakterien. Wer also in seinen Tee großzügig einen kräftigen Esslöffel Honig gibt, darf tatsächlich mit einem gewissen Zahnschutz rechnen.

»Honig duldet aus mehreren Gründen kein bakterielles Wachstum«, erklärt Pathologe Guido Majno von der *University of Massachusetts.* »Zum einen entzieht er den bakteriellen Zellen das Wasser, sodass sie schrumpfen und schließlich absterben. Zum anderen enthält er mit Glukoseoxydase ein Enzym, das permanent zu desinfizierendem Wasserstoffperoxid umgewandelt wird.« Es darf deshalb nicht verwundern, dass Honig in diversen Studien sogar die Plaquebildung an den Zähnen und das Entstehen von Zahnfleischentzündungen unterdrückte.

Aufgrund seines relativ hohen Säurewertes wurde früher vermutet, dass Honig den Zahnschmelz erodieren könnte, doch mittlerweile konnte man nachweisen, dass sein pH-Wert nicht niedrig genug ist, um in dieser Hinsicht bedenklich werden zu können. Obstsäfte tragen weitaus mehr zur Erosion des Zahnschmelzes bei.

Honig bei Heuschnupfen: Eher Heilmittel als Risiko

Honig enthält oft Pollen und Bestandteile des Bienenkörpers, worauf einige Menschen allergisch reagieren. Trotzdem kann man Pollenallergikern nicht pauschal vom

Honig abraten, denn Studien an Kindern und Erwachsenen mit Heuschnupfen haben gezeigt, dass Honig zur Desensibilisierung beitragen, also zu einer Abschwächung der Allergie führen kann. Der Grund ist, dass sich im Bienenprodukt die Pollen in einer solchen Konzentration befinden, dass keine allergische Reaktion provoziert, sondern umgekehrt das Immunsystem auf den Umgang mit dem Pollenallergen trainiert wird. Vorausgesetzt, der Honig enthält auch wirklich die Pollen, auf die der Patient allergisch reagiert. So wird etwa neuseeländischer Manukahonig einem Patienten mit Birken- oder Pappelheuschnupfen kaum helfen können, er müsste die Desensibilisierung schon mit einem Produkt aus einheimischen Gefilden vornehmen. Um freilich die Risiken einer solchen Behandlung abzumildern, sollte man immer langsam und mit geringen Mengen Honig beginnen. Eine oft mit Heuschnupfen einhergehende Bindehautentzündung in den Augen lässt sich durch das Einträufeln einer zehnprozentigen Honiglösung behandeln.

REZEPT

Honiglösung

Für die zehnprozentige Honiglösung einfach einen Teil Honig mit neun Teilen abgekochtem, aber nicht mehr heißem Wasser verrühren!

Einkauf

Honig ist ein beliebtes Lebensmittel, weswegen es ihn praktisch überall zu kaufen gibt, vom Supermarkt und Discounter bis zum Wochenmarkt und Bauernladen. Die folgenden Kriterien können dabei helfen, aus den vielen Produkten die besten herauszufinden.

Honig bei Fructose – Unverträglichkeit

Wer unter einer Fructose-Unverträglichkeit leidet, also auf größere Fruchtzuckermengen mit Verdauungsstörungen wie Blähungen und Durchfall reagiert, muss auch nicht unbedingt auf Honig in der Ernährung oder Therapie verzichten. Er sollte aber testen, in welchen Mengen er das Bienenprodukt verträgt. Naheliegenderweise beginnt man dabei mit sehr kleinen Dosierungen, beispielsweise einer Messerspitze Honig, um sich dann Schritt für Schritt an größere Dosierungen heranzuwagen.

- Bevorzugen Sie Honig aus einer einzigen Quelle anstatt einer Mischung. Denn viele Honigproduzenten kaufen Honig weltweit aus den unterschiedlichsten Quellen ein, und dabei können auch verunreinigte oder gestreckte Chargen in die Verarbeitung gelangen. Und Laborkontrollen sind teuer, weshalb sie von der weiterverarbeitenden Honigindustrie oft vermieden werden, sodass auch immer wieder minderwertige Produkte auf den Markt kommen.

- Das Etikett verrät zwar nicht alles zum Inhalt des Honigglases, aber doch einiges. So kann man oft schon an den Herstellerangaben erkennen, ob es sich um ein industriell verarbeitetes Massenprodukt oder um einen hochwertigen, regionalen Imkerhonig handelt. Beispielsweise daran, dass der Honig mit einem Qualitätssiegel versehen ist oder als Imkerhonig (mit Namen und Adresse des Imkers) ausgewiesen ist. Wenn stattdessen im Kleingedruckten lediglich steht, dass es sich um »eine Mischung von Honig aus EU-Ländern und Nicht-EU-Ländern« handelt, dürfte man ein Industrieprodukt mit unsicherer Herkunft vor sich haben.
- Welche Konsistenz sollte guter Honig haben? Dazu muss man wissen, dass unmittelbar nach der Ernte alle Honigsorten flüssig sind. Sie kristallisieren dann in unterschiedlichem Tempo aus, je nach Zusammensetzung und Temperatur. Um diesen beim Kunden unbeliebten Prozess zu stoppen und dem Produkt seine cremige Konsistenz zu erhalten, wird der Honig während des Kristallisationsprozesses oft gerührt, bevor er für den Verkauf abgefüllt wird. Große Honighersteller unterziehen den Honig meist einer Wärmebehandlung, um die Kristallisation dauerhaft zu unterdrücken. Auf diese Weise bleibt der Honig länger »streichzart« und haltbar, doch die gesundheitsförderlichen Inhaltsstoffe gehen dabei größtenteils verloren. Bevorzugen Sie daher entweder einen cremigen Honig, der nicht erhitzt wurde,

oder eine Honigsorte, die von Natur aus lange flüssig bleibt, wie etwa Akazienhonig.

- Bezeichnungen wie »kaltgeschleudert«, »wabenecht« oder »naturrein« sind kein Qualitätsmerkmal, sondern obsolet. Denn Honig kann gar nicht warm geschleudert werden! Und wo soll er sonst herkommen als von der Wabe? Solche Begriffe sind blanke Verkaufs-Rhetorik!
- Honig in der Plastikflasche ist zwar bequem und in der Dosierung präziser zu handhaben, aber sie kann problematische Stoffe an ihren Inhalt abgeben. Ganz zu schweigen davon, dass sie in starkem Maße – sowohl in der Herstellung als auch in der Entsorgung – umweltbelastend ist. Kaufen Sie daher nur Honig aus dem klassischen Glas. Manche Imkereien nehmen es übrigens durchaus wieder zurück, um es wiederzuverwenden.

Extrem lange Haltbarkeit

Die Bienen haben bei der Herstellung ihres Honigs bereits alles Notwendige für die Konservierung getan. Er hält sich daher bei dunkler und kühler Lagerung mehrere Jahre lang, ohne sonderlich an Qualität einzubüßen. Friert man ihn ein, kristallisiert er nicht aus. Er bleibt feincremig und behält seine gesundheitsfördernden Eigenschaften.

»Medihoney«

Für die Behandlung von Wunden gibt es mittlerweile ein zertifiziertes Produkt namens »Medihoney«, das sich in zwei wesentlichen Punkten vom Honig unterscheidet, wie er als Lebensmittel verkauft wird:

- »Medihoney« besteht hauptsächlich aus neuseeländischem Manukahonig.
- »Medihoney« wird bei der Herstellung mit Gamma-Strahlen behandelt, um die bei einem Naturprodukt wie Honig übliche Keimbelastung einzudämmen.

Die positive Wirkung dieses Medizinprodukts in der Wundbehandlung ist wissenschaftlich vielfach belegt. Offenbar raubt das in ihm enthaltene Methylglyoxal den Bakterien die Fähigkeit, sich fortzubewegen und an den Körperzellen anzudocken. Doch das heißt nicht, dass andere konventionelle Honigsorten nicht über ähnliche antibiotische Eigenschaften verfügen. So präsentierte sich Tualanghonig (gewonnen aus dem tropischen Regenwaldbaum *Koompassia excelsa*) in Studien als noch effektiver gegen gram-negative Bakterien, und auch der Honig der chilenischen Scheinulme (*Eucryphia cordifolia*) und der mitteleuropäischen Kornblume (*Centaurea cyanus*) scheint bei manchen Keimen besser anzuschlagen. Allerdings sind solche natürlichen Honigsorten nicht sterilisiert, sie könnten also trotz ihrer antibiotischen Eigenschaften geringfügig keimbelastet sein. Für die innerliche Anwendung ist das freilich kein großes Problem, weil eventuelle Restkeime durch die Magensäure vernichtet werden. Bei der Behandlung großflächiger Wunden (das geschieht über Auflagen, die direkten Kontakt des Honigs zum Blut und ungeschützten Gewebe zulassen) hat jedoch der sterilisierte »Medihoney« sicherlich seine Vorteile.

Anwendung und Dosierung

Honig kann in den unterschiedlichsten Darreichungsformen zum Einsatz gebracht werden. Die bedeutsamste ist sicherlich die Einnahme über den Mund, wobei man darauf achten sollte, ihn nicht zu sparsam zu dosieren. Denn je höher die Dosierung, umso sicherer seine Wirkung – und umso so geringer das Kariesrisiko. Zwei bis drei Teelöffel pro Tag sollten also nicht unterschritten werden. Man kann Honig in die unterschiedlichsten Getränke mischen, die allerdings nicht über 70 Grad heiß sein sollten, weil das seine Wirkstoffe destabilisieren könnte. In den Tee sollte der Honig also erst kommen, wenn er nach dem Ziehen-Lassen noch mindestens fünf Minuten Zeit zum Abkühlen hatte. Milch sollte ja ohnehin nicht kochen.

Eine weitere gebräuchliche Anwendung ist die Auflage, wobei der Honig direkten Kontakt zur Wunde bekommen kann. Zur Anwendung als Nasentropfen verdünnt man den Honig ein wenig mit warmem Wasser (Verhältnis 1 : 3) und träufelt diese Mischung in jedes Nasenloch. Wem das zu aufwendig ist: Im Handel gibt es mittlerweile auch fertige Nasen- und Rachensprays mit Honig zu kaufen. Wie etwa »Mund und Rachen Spray Bio Manuka Honig IAA10«

REZEPT

Honigwein: Einen Versuch wert

Pfarrer Kneipp empfahl das regelmäßige Trinken von Met (Honigwein) zur Appetit- und Verdauungsstärkung sowie zur Entgiftung. Studien dazu gibt es nicht, aber was spricht dagegen, es einmal auszuprobieren? Im Handel gibt es mittlerweile viele leckere Honig-Metsorten zu kaufen, man kann ihn aber auch selbst herstellen. Beispielsweise nach diesem alten Rezept aus Ostpreußen, das man aufgrund seines Hopfenanteils auch als Einschlafhilfe trinken kann.

Die Zutaten:

Ein Liter Sonnenblumen- oder Rapshonig
4 Liter Wasser
10 Gramm getrockneter Hopfen
Eine in Scheiben geschnittene Bio-Zitrone

Alle Zutaten zusammen aufkochen, wobei Hopfen und Zitronenscheiben in ein Mulltuch gepackt werden. Gut umrühren und in einen oder mehrere Krüge füllen, die mit einem Tuch abgedeckt werden. Bei Zimmertemperatur mindestens drei, besser vier Wochen stehen lassen. Der Wein hilft bei Schlafstörungen. Trinken Sie ein bis zwei 0,1-Milliliter-Gläser davon eine Stunde vor der Bettruhe.

und »Nasenspray PROPOL Manuka Honig« (von Comptoirs & Compagnies) sowie »Manuka Health Mund- und Rachenspray MGO 400« (von Manuka Health). Ihre Anwendung kann bei Schnupfen und Sinusitis hilfreich sein.

Für die Therapie von Scheideninfektionen kann man ein Honig-Vaginaltampon einführen. Es wird hergestellt, indem man ein gerolltes Mulltuch in Manuka-, Tualang- oder Kornblumenhonig tränkt. Prinzipiell kann man aber auch einen vorgefertigten Tampon auf diese Weise behandeln.

Daneben kann man Honig auch zu diversen Cremes, Lotionen und Salben verarbeiten. Die entsprechenden Rezepte werden im Indikationenteil (»Heilen mit Honig von A bis Z«) vorgestellt.

Propolis: Kein Harz für Keime

Stellen Sie sich vor, Sie leben in einem Haus, in dem auch noch Tausende anderer Menschen wohnen. In einem einzigen Haus! Da gibt es natürlich immer wieder Probleme: Beispielsweise entwickeln die vielen Menschen sehr viel Wasserdampf, der sich an den Wänden niederschlägt und dort für Schimmel sorgt. Aber keine Sorge, Sie verfügen über einen Allzweckmörtel, den sie über die schimmelbefallenen Flächen streichen, und schon wenig später sind sie sauber. Und die Risse in der Wand verschwinden gleich mit. Eines Tages begegnen Sie Ihrer Nachbarin, die immer so schlimm hustet. Sie streichen Ihr den Mörtel aufs Frühstücksbrot, und die Frau hat ein paar Tage später wieder einen freien Atem. Dann erzählt Ihnen ein anderer Nachbar, dass aus dem Keller – angelockt von den Abfällen der vielen Menschen – immer mehr Ratten kommen. Sie gehen daraufhin zur Kellertür, bestreichen sie mit Ihrer Zaubermasse, und fortan wird keine Ratte mehr das Haus betreten. Schließlich kommt noch eine Nachbarin zu Ihnen, um Ihnen zu erzählen, dass ihr Opa gestorben ist. Sie gehen zu ihm und bestreichen ihn ebenfalls mit Ihrer Masse. Das erweckt ihn zwar nicht zum Leben, denn das kann auch Ihr Zaubermörtel nicht, aber er verhindert wenigstens die Verwesung, bis die Leichenträger kommen.

So einen Zaubermörtel zu haben wäre eine tolle Sache, doch wir Menschen haben ihn nicht. Die Bienen aber, die haben ihn, er heißt Propolis. Abgeleitet vom lateinischen »pro« (= vor, für) und dem griechischen »polis« (= Stadt, Staat), womit klar wird, dass es in besonderem Maße dem Schutz des Bienenstaates dient. Grammatisch ist der Begriff übrigens weiblich, was oft übersehen wird. Es muss also *die* Propolis heißen, und nicht der oder das.

Die Allzweckwaffe des Bienenstaats

Rohstoff von Propolis ist das Harz, das die Pflanzen produzieren, um sich vor Wasser, Fäulnis und Hitze zu schützen. Es wird von jüngeren Sammlerinnen des Bienenvolks geerntet, die es beispielsweise aus Borkenrissen herauskratzen und mit den Sekreten aus ihren Mandibeldrüsen vermischen. Man schätzt, dass eine Sammlerin pro Flug etwa zehn Milligramm Propolis herstellt; ein Bienenvolk kommt auf bis zu 200 Gramm pro Jahr.

Propolis dient den Bienen vor allem dazu, ihre Behausung stabil sowie schädlings- und keimfrei zu halten. Deshalb wird sie auf den Wänden verstrichen, die dadurch nicht nur rissfrei, sondern auch glatt werden, sodass sich dort keine ungebetenen Eindringlinge festsetzen können. Sofern größere Tiere wie etwa Mäuse in den Bau eindringen, werden sie getötet und später mit Propolis einbalsamiert, damit sie nicht verwesen. Und die Zugänge werden ebenfalls ausgiebig mit dem Bienenharz ausgestrichen, damit sich dort ein Geruch verbreitet, der ungebetene Gäste abschreckt, sodass sie sich gar nicht erst in den Bau hineintrauen.

Die physikalischen Eigenschaften von Propolis

Propolis duftet harzig, ihr Geschmack ist bitter und auch ein wenig scharf. Das Harz wird erst bei Temperaturen über 60 Grad wirklich flüssig, aber schon bei 30 Grad ist die Konsistenz zart und klebrig genug, sodass man es gut verarbeiten kann. Unter 15 Grad ist die Propolis hingegen ausgesprochen fest und spröde.

Für die Propolisgewinnung kann der Imker einfach das Bienenharz von den Wänden des Stocks abkratzen, doch das raubt natürlich dem Bienenstaat auch eine wichtige

Säule seines Verteidigungssystems, möglicherweise können beim Abkratzen sogar wieder ursprüngliche Lecks in den Wänden aufgerissen werden. Weitaus schonender ist demgegenüber die Methode, im Innern des Bienenkastens ein feinmaschiges Netz anzubringen, das aufgrund seiner Unregelmäßigkeiten sofort von den Bienen mit Propolis zugekittet wird, um es zu glätten. Sobald das geschehen ist, kann der Imker das Gitter herausnehmen und in den Gefrierschrank legen. Dort härtet die Propolis aus, sodass sie sich schon durch ein leichtes Verbiegen des Gitters ablösen lässt.

Ein Heilmittel mit langer Geschichte

Propolis übte schon früh in der Geschichte eine große Faszination auf den Menschen aus. So lernten die antiken Ägypter von den Bienen, dass man mithilfe von Propolis einen Kadaver vor der Verwesung bewahren kann. Außerdem wurde sie zur Behandlung diverser Gebrechen eingesetzt, wie etwa Geschwüren, Prellungen und eitrigen Wunden, was etwas später auch von den Griechen übernommen wurde. Dioskurides empfahl Propolis überdies zum »Herausziehen von Dornen und Splittern« und zur Behandlung von chronischem Husten und hartnäckigen Hautflechten, und er war damit auf einer Linie mit Plinius. Der römische Gelehrte ging allerdings noch einen Schritt weiter und sah in Propolis auch ein Mittel zur Behandlung von Geschwüren, Gewebeverhärtungen, chronischen Sehnenschmerzen und schlecht vernarbten Wunden. In der persischen Medizin wurde sie zur Behandlung von Rheuma und Ekzemen empfohlen.

Im Mittelalter wurde Propolis zunächst weniger beachtet, doch das änderte sich, als man sich im Zeichen des Humanismus wieder mehr der Antike zuwandte. So riet der Botaniker und Heilpflanzengelehrte John Gerard zur Propolis als Mittel gegen Prellungen und Entzündungen, und sein berühmter Kollege Nicholas Culpeper bescheinigte dem Bienenprodukt, »gut für alle Hitze und alle Entzündungen im Körper zu sein«. Außerdem würde es den Müttern beim Abstillen helfen, weil es deren Milchfluss austrockne.

Späte dann, mit dem Aufkommen der modernen Medizin, hatte es Propolis zunehmend schwer, sich gegen die immer größer werdende Schar antibiotischer Medikamente zu behaupten. Doch aktuell feiert sie ein beachtliches Comeback. Schon ein kurzer Blick ins Internet sorgt für Überraschung, wie viele Propolisprodukte man mittlerweile kaufen kann. Leider sind nicht alle davon wirklich zu empfehlen (siehe Seite 168ff.).

Die Inhaltsstoffe von Propolis

Propolis hat geschätzt etwa 400 Inhaltsstoffe, von denen mehr als 300 bekannt sind. Sie ist also ein ausgesprochenes Vielstoff-Gemisch, wobei dessen Zusammensetzung stark von den Pflanzen abhängt, die von den Bienen zur Harzgewinnung besucht werden. 50 Prozent der bekannten Substanzen gehören zu den pflanzlichen Harzen, 30 Prozent bestehen aus Wachsverbindungen, zehn Prozent aus aromatischen Ölen und jeweils fünf Prozent aus Pollen und anderen organischen Substanzen. Die bedeutsamsten medizinisch wirksamen Wirkstoffe sind:

Flavonoide

Besonders reich an Flavonoiden ist Propolis aus Europa, Nordamerika und anderen gemäßigten Klimazonen. Unter ihnen dominieren Luteolin, Quercetin, Naringenin und die Isoflavone, die zum »Who is Who« der sekundären Pflanzeninhaltsstoffe gehören. Sie wirken antientzündlich, antibiotisch, krebshemmend und antioxidativ, verbessern außerdem den Blutfluss und die Abwehrkraft des Immunsystems. Das Interessante an Propolis ist, dass sie uns mit Flavonoiden versorgt, die wir sonst mit der Nahrung eher nicht aufnehmen. So produzieren Bienen ihre Propolis oft aus dem Harz von Pappeln und Birken, die extrem wichtige Flavonoide für uns bereithalten, doch normalerweise entgehen sie uns, weil wir weder das Harz noch andere Produkte dieser Pflanzen essen oder anderweitig für uns nutzen. Mithilfe der Bienen und ihrer Propolis ändert sich das, denn sie sorgen dafür, dass wir in den Genuss der wertvollen Pappel- und Birkenflavonoide kommen.

Terpene

Sie sind hauptverantwortlich für den Geruch der Propolis, entfalten aber auch starke antibiotische Effekte. Aus Laboruntersuchungen weiß man überdies, dass sie bestimmte Enzyme hemmen, die bei der Krebsentstehung eine wichtige Rolle spielen. Andererseits aktivieren sie aber auch

Entgiftungsenzyme, die das Wachstum von Tumorzellen unterdrücken. Terpene nehmen also gewissermaßen den Krebs in die Zange.

Nicht zu vergessen schließlich die entzündungshemmenden und antirheumatischen Effekte vieler Propolis-Terpene. Sie wirken zum Teil sogar direkt schmerzhemmend, indem sie die Weiterleitung der betreffenden Signale im Nervensystem blockieren. Besonders reich an Terpenen ist Propolis aus Afrika, Korea, Thailand, der Türkei und den Mittelmeerregionen.

Die gesundheitlichen Wirkungen der Propolis

Modulierend für das Immunsystem

Durch seine Flavonoide wirkt Propolis im Kampf gegen Infektionen in hohem Maße immunstimulierend. In Laborstudien regte das Bienenprodukt die weißen Blutkörperchen zur verstärkten Produktion von Botenstoffen an, die am Erhalt der Hautbarrierefunktion (»skin barrier function«) beteiligt sind. Andererseits kann Propolis auch »umerziehend« wirken und Immunantworten herunterfahren, die bei Autoimmunerkrankungen wie Arthritis und Diabetes Typ 1 mitspielen. Oder anders ausgedrückt: Sie schützt den Körper davor, von seiner eigenen Immunabwehr angegriffen zu werden.

Breitband-Mittel gegen Infekte

Propolis wirkt gegen die unterschiedlichsten Krankheitserreger. In einer ägyptischen Studie an 135 Warzen-

Patienten verglich man Propolis mit einem Plazebo (Scheinmedikament) und dem beliebten Immunstärker und Infektbekämpfer Echinacin (Sonnenhutextrakt). Nach einer 12-wöchigen Propolisbehandlung waren mehr als 70 Prozent der Stachel- und Flachwarzen verschwunden, während Echinacin in demselben Zeitraum nur auf eine Erfolgsquote von 35 Prozent kam. Das Bienenprodukt kam dabei innerlich zur Anwendung; Imker berichten aber davon, dass man Warzen auch mit dem direkten Auftragen von Propolis bekämpfen kann.

Spanische Wissenschaftler beobachteten, dass Kinder sich schneller von einer Erkältung erholten, wenn man sie mit einem Propolis-Nasenspray behandelte. Andere Studien belegen die therapeutischen Chancen des Bienenprodukts bei Lippen- und Genitalherpes sowie bei Papillom-Viren und dem berüchtigten Dengue-Fieber. Man kann also durchaus sagen, dass gerade Viren in Propolis ihren Meister gefunden haben.

Nichtsdestoweniger kann das Harz auch Bakterien und Pilze beeindrucken. So verhindert Propolis in Kombination mit Cranberrysaft, dass sich Bakterien in den Harnwegen festsetzen können. Oder anders ausgedrückt: Sie rutschen einfach ab, wenn man ihre Unterlagen mit der Pflanzen-Bienen-Kombi behandelt. Hartnäckige Pilzinfektionen sowie Augen- und Ohrenentzündungen lassen sich ebenfalls durch eine Propolis-Behandlung in den Griff bekommen.

Zellschutz und Entgiftung
Propolis schützt die Leber vor Giften wie Alkohol, Tetrachlorkohlenstoff und Galaktosamin und die Insulin produzierenden Zellen der Bauchspeicheldrüse vor Streptozotozin, was für die Insulinproduktion normalerweise den sicheren Untergang bedeutet.

Wirksamer Krebshemmer
Propolis blockiert die Verbindungen zwischen den Krebszellen und »überredet« sie zur Apoptose, dem programmierten Zelltod, außerdem wird das Immunsystem gegen die Tumorzellen sensibilisiert. Diese Effekte kennt man bisher von grünem Tee, Rotwein und Schokolade, aber als Flavonoid-Bombe scheint das Bienenprodukt in dieser Hinsicht nicht weniger effektiv zu sein. Polnische Forscher ermittelten außerdem, dass es die Wirkungen von Temozolomid verstärkt, einem erfolgreichen, aber auch nebenwirkungsreichen Medikament der Chemotherapie. Es wäre also laut Studienleiterin Renata Markiewicz-Żukowska denkbar, die Dosierung eines Zytostatikums auf ein verträglicheres Maß herunterzuschrauben, indem man parallel zu ihm Propolis verabreicht. Klinische Belege dafür existieren allerdings noch nicht.

Mögliche Nebenwirkungen

Neben Pollen enthält Propolis pflanzliche Inhaltsstoffe wie die Terpene, die zu Überreaktionen des Immunsystems führen können. Laut aktuellen Schätzungen leiden 1,2 bis 4,2 Prozent der deutschen Bevölkerung an einer Propolis-Allergie, die sich bei äußerlicher Anwendung durch juckende Hautausschläge und bei oraler Einnahme durch Rachenbrennen und im schlimmsten Fall durch einen anaphylaktischen Schock zeigen kann.

Wer bereits an einer allergischen Erkrankung leidet, sollte also vorsichtig bei der Anwendung sein und sich mit kleinen Dosierungen herantasten. Bei Propolis-Produkten, die mit Milchsäurebakterien fermentiert wurden, ist das Allergie-Risiko geringer, weil durch die Mikroorganismen die potenziell allergenen Substanzen verändert werden.

Einkauf

Wie alle übrigen Bienenprodukte auch, so gilt auch für Propolis: Sie ist ein Naturerzeugnis, und deswegen variieren ihre Eigenschaften, je nachdem, welche Pflanzen von den Bienen angeflogen werden, wo und wie sie leben und wie sie gehalten werden. Achten Sie beim Kauf darauf, dass die Farbe im Bereich zwischen einem milden Gelb und einem kräftigen Braun liegt. Der Geschmack sollte harzig-säuerlich sein, mit deutlich spürbarer Bitter-Note. Der Geruch erinnert an Zimt, man riecht aber auch Nuancen von Wachs, Honig und Pappeln.

Bio-Ware ist grundsätzlich konventionellen Produkten vorzuziehen, um der Schadstoffbelastung aus dem Weg zu gehen. Produkte aus Neuseeland, Spanien, Australien und der Schwarzmeerregion können außerdem problematische Pyrrolizidinalkaloide enthalten. Bei mitteleuropäischen

Produkten ist dieses Risiko geringer, doch auf Nummer sicher geht, wer auf dem Etikett nachschaut oder beim Hersteller nachfragt, ob das Produkt auf Alkaloide (die übrigens natürlichen Ursprungs sind, von den Pflanzen selbst gebildet werden) getestet worden ist.

Mittlerweile wird Propolis in den unterschiedlichsten Zubereitungen angeboten, etwa als Nasen- und Rachenspray, Creme und Salbe, Lutschpastillen, Sirup, alkoholische Lösung und Tinktur, Kapseln und Tabletten. Das Angebot ist schier unermesslich und daher schwer zu beurteilen. Bevorzugen Sie Produkte, in denen die Propolis auch wirklich im Vordergrund steht und die Zutatenliste überschaubar ist. Das gilt nicht nur im Hinblick auf Zusatzstoffe wie Aromen, Farbstoffe, Emulgatoren, Konservierungsmittel, Zucker und dergleichen, auch Kombinationen mit irgendwelchen Vitaminen oder Mineralien sind sinnlos. Falls Heilpflanzen mit dabei sind, sollten es nur ein bis zwei sein, nicht mehr. So liegen beispielsweise positive Studien für die Anwendung einer Cranberry-Propolis-Kombination bei Harnwegsentzündungen vor, aber ansonsten gilt: Weniger ist mehr. Denn sofern viele weitere Substanzen im Produkt sind, heißt das letzten Endes nichts anderes, als dass weniger Propolis enthalten ist! Was vom einen oder anderen Hersteller auch durchaus erwünscht ist, da etwa Vitamine und Mineralien weitaus preiswerter in der Anschaffung sind als hochwertige Propolis. Das größere Problem für den Kunden aber ist möglicherweise, dass niemand genau weiß, wie die einzelnen Stoffe miteinander reagieren. Denn wer weiß schon, ob hoch dosierte Laborvitamine sich mit Propolis ergänzen oder aber gegenseitig ausschalten oder sogar negativ hochschaukeln? Lassen Sie also lieber die Finger von solchen Kombinationen.

Was spricht außerdem dagegen, sich ein eigenes Propolis-Produkt für die Gesundheit herzustellen? Man braucht dazu kein Labor und hochgradiges Expertenwissen, sondern lediglich hochwertige Rohstoffe, wie etwa Propolis vom Bio-Imker – und los geht's.

Anwendung und Dosierung

Propolis kann innerlich und äußerlich zur Anwendung kommen. Natürliche, pulverisierte Propolis (man kann sie auch selbst in der Kaffeemühle pulverisieren!) dosiert man bei innerlicher Anwendung auf dreimal drei bis neun Gramm pro Tag, wobei leichtere Menschen die niedrigeren Mengenangaben wählen sollten. Einen besseren Effekt erzielt man jedoch, wenn man das Bienenprodukt zu alkoholischen Tropfen verarbeitet.

Die Herstellung einer alkoholfreien Propolis-Zubereitung ist nicht einfach, dazu muss man die oben beschriebene Lösung per Destillation vom Alkohol befreien. Man kann aber nicht einfach die Propolis in ein Glas Wasser schütten, denn die wird sich darin nicht ohne Weiteres lösen. Als Alternative bleiben noch alkoholfreie Fertigpräparate. Hier sollte man sich bezüglich der Dosis an die Herstellerangaben halten. Bei Kapseln werden in der Regel zwei bis drei pro Tag, jeweils ein bis anderthalb Stunden vor dem Essen empfohlen.

REZEPT

Propolis-Tropfen

Dazu braucht man:

20 Gramm Propolis-Pulver
60 Milliliter 70-prozentigen Alkohol
sowie zwei dicht verschließbare, dunkle Flaschen, ein Seihtuch bzw. einen Kaffee- oder Teefilter sowie einen dazu passenden Trichter.

Mischen Sie Propolis und Alkohol in einer der Flaschen, die anschließend einige Minuten ausgiebig geschüttelt wird. Diese Mischung bei kühler Lagerung zwei Wochen ziehen lassen. Dann gießt man die Lösung in die andere Flasche, und zwar durch das Tuch oder den Filter, um unerwünschte Fremdkörper zu entfernen. Von dieser 30-prozentigen Propolis-Lösung kann man täglich dreimal jeweils zehn (Kinder) bis 40 (junge Männer) Tropfen einnehmen, am besten ein bis anderthalb Stunden vor der Mahlzeit. Wer sie nicht pur schlucken will, kann sie in Tee, Obstsaft oder Wasser mischen.

Erst testen!

Gerade Menschen, die unter Allergien leiden, sollten Propolis bei erstmaliger Anwendung nicht in der höchsten Dosierung einnehmen, um vor Therapiebeginn Überreaktionen des Immunsystems auszuschließen. Die Erstdosis sollte beim Rohpulver eine Messerspitze nicht übersteigen. Propolis-Kapseln lassen sich schlecht teilen, daher beschränkt sich hier die erste Einnahme auf eine Kapsel bzw. Tablette, was natürlich umso risikoärmer ist, je geringer der Anteil an Propolis ist. Bei Cremes und Salben sollte zunächst nur ein kleines Hautareal bestrichen werden, um die Reaktion des Immunsystems abzuwarten.

Produkte zur äußerlichen Anwendung können bei Bedarf bis zu viermal pro Tag aufgetragen werden, ansonsten sind hier aber auch drei Einheiten pro Tag üblich. Die zu behandelnde Stelle wird dann dünn mit der Salbe bzw. Creme bestrichen. Sie sollte in der Regel innerhalb von zehn Minuten in der Haut eingezogen sein. Sofern das deutlich weniger Zeit in Anspruch nimmt, kann das am Produkt oder auch an der individuellen Hautbeschaffenheit liegen. Man muss also nicht nachbehandeln. Wundverbände werden dünn mit purem Propolis, mit einer alkoholfreien Propolis-Lösung oder mit Propolis-Creme bestrichen, bevor eine Kompresse aufgelegt wird.

Man kann aber Propolis auch selbst zu einer Salbe verarbeiten.

REZEPT

Propolis-Salbe

Als Zutaten braucht man:

100 Gramm Jojobaöl
30 Gramm reines Bienenwachs
8 Gramm 30-prozentige Propolis-Lösung (z.B. nach obigem Rezept)
6 Gramm Honig

Schmelzen Sie zunächst das Wachs in einem Wasserbad auf 70 Grad. Dann das Öl unterrühren, bis die Mischung halbwegs klar ist. Anschließend fünf Minuten abkühlen lassen und Propolis und Honig unter ständigem Rühren hinzumischen. Schließlich die noch fertige Creme in ein Gefäß füllen und weiter abkühlen lassen.

Teil III

5. Mit Bienentherapie heilen: Von A bis Z

Abwehrschwäche (Immunschwäche)

Symptome

- Wiederholtes Auftreten von Infektionskrankheiten wie Erkältungen, Bronchitis, Akne u.a.
- Bereits bestehende Infektionskrankheiten werden relativ »schlecht weggesteckt«, brauchen eine überdurchschnittlich lange Zeit, um in den Heilprozess überzugehen.

Ursachen

Hauptauslöser für Immunschwächen sind Ernährungsfehler, chronische Erkrankungen, belastende Arznei- und Strahlentherapien sowie längerer psychischer und körperlicher Stress.

Unser Immunsystem steht in engem Kontakt zur Psyche. Immunstärkend wirken Hoffnung, Lebensfreude, Gelassenheit, Zufriedenheit; immunschwächend wirken Trauer, Angst, Unruhe, Verzweiflung, Hoffnungslosigkeit. Darüber hinaus neigen gestresste Menschen aufgrund ihres chronischen Zeitmangels eher zu ungünstigen Ernährungsgewohnheiten. Sie suchen öfter Fast-Food-Restaurants oder Imbissbuden auf, essen rasch mal einen kalorienreichen, aber vitaminarmen Schokoriegel, anstatt sich die Zeit zum genüsslichen Zerkauen eines Salates zu nehmen.

So hilft die Bienentherapie

Propolis als Immunbooster

Der arabische Physiologe Mohammed Al-Hariri hat jüngst eine Übersichtsarbeit zu den Auswirkungen von Propolis auf das Immunsystem veröffentlicht, unter dem vielsagenden Titel »*Immune's-boosting agent: Immunomodulation potentials of propolis*« (Ein immunankurbelndes Mittel: Die Möglichkeiten von Propolis zur Immunmodulierung). Demnach stimuliert das Bienenharz gleich auf mehreren Wegen das Immunsystem, wie etwa über eine vermehrte Produktion von Antikörpern und eine verstärkte Aktivität der Fresszellen, die sich als erster Stoßtrupp der Immunabwehr Bakterien und andere Fremdkörper einverleiben können, was in der Fachsprache als Phagozytose bezeichnet wird. In Studien an immungeschwächten Mäusen ließ sich deren Überlebensdauer deutlich verlängern, indem man ihnen ein Propolis-Extrakt verabreichte. AL-Hariri empfiehlt sogar, Propolis als Ergänzung für den Impfschutz gegen bestimmte Viruserkrankungen zu untersuchen.

Nehmen Sie dreimal täglich 20 (Frauen) bis 40 (Männer) Tropfen einer 30-prozentigen Propolis-Lösung (Zubereitung im Abschnitt »Propolis«, S. 171) ein, am besten ein bis anderthalb Stunden vor den Mahlzeiten. Einnahmedauer nicht länger als drei Wochen, denn dann versiegt der immunstärkende Effekt. Die Immunreaktion kostet den

Körper nämlich viel Energie, was er nicht über eine längere Zeit hinnimmt. Bei der Einnahme von abwehrstärkender Propolis ist daher Ihre eigene Erfahrung gefragt, wann Sie Ihr Immunsystem für besonders angegriffen halten. Bei den meisten sind das die nasskalten Monate November und April, aber auch beruflicher Stress kann natürlich auf das Immunsystem schlagen.

Im Handel gibt es ein spezielles Kräftigungsmittel aus Bienenprodukten, unter dem Namen »Boisson Tonique«, das aus Propolis, Gelée royale und Pollen besteht und in Ampullen angeboten wird. Dosierung: Drei Wochen lang täglich eine Ampulle in ein Glas Wasser oder Fruchtsaft geben und zügig austrinken. Aber auch hier gilt: Länger als drei Wochen sollte die Anwendung nicht sein.

Akne

Symptome

- Zunächst Hautmitesser mit schwarzem Punkt
- Dann Entzündungen, die sich zu großen, eitergefüllten Pickeln auswachsen.

Ursachen

Die Hauptursache der gewöhnlichen Akne sind Verhornungen der Talgdrüsengänge: Der Talg kann nicht mehr abfließen, die Gänge verstopfen und entzünden sich.

Gefördert wird dieser Prozess durch eine übermäßige Aktivität der Talgdrüsen.

Doch warum kommt es dazu? Eine große Rolle spielt da wohl das Erbgut, die Wahrscheinlichkeit, dass ein Kind in der Pubertät an Akne erkrankt, wenn beide Elternteile eine Akne durchgemacht haben, liegt bei 50 Prozent. Die entzündliche Hauterkrankung wird einem also großenteils in die Wiege gelegt.

Wie spielt die Ernährung mit?

In den 1920ern sahen die Ärzte noch im Verzehr von Schokolade einen Hauptschuldigen der Akne, in den 1960ern wurde diese Theorie dann als unbewiesen zu den Akten gelegt und den Patienten nicht mehr zum Schokoverzicht geraten, doch jetzt kehrt sie, wenn auch ein wenig modifiziert, wieder zurück.

Ein Forscherteam um Jennifer Burris von der *New York University* hat nämlich die Studienlage der letzten 50 Jahre noch einmal durchgekämmt und dabei zwar keine expliziten Befunde zu Schokolade, wohl aber zum Zuckergehalt der Nahrung und ihrem Bezug zu Akne gefunden. Genauer gesagt geht es um den glykämischen Index (GI). Er gibt an, wie stark und schnell der Blutzuckerspiegel nach einer Mahlzeit ansteigt und dann wieder abfällt. Ist er hoch, besteht offenbar ein besonders hohes Akne-Risiko, und umgekehrt konnte man in Tests vielen Akne-Patienten helfen, indem man sie auf eine Kost mit niedrigem GI setzte. Der Grund: Ein hoher GI lässt mehr Hormone und

Wachstumsfaktoren im Körper kursieren, die gerade im jugendlichen Körper dazu führen, dass sich die Talgdrüsen an den Haarfollikeln verstopfen, und dann haben die dortigen Bakterien ein leichtes Spiel.

Besser also, man verzehrt Lebensmittel mit niedrigem GI, dazu zählen neben eiweißreichen Tierprodukten wie Fleisch, Fisch, Käse und Ei auch Vollkorn, Gemüse und einige Obstsorten wie Nüsse, Äpfel und Pfirsiche. Zu vermeiden sind hingegen Cornflakes, Pommes, Kräcker und Toast, weil sie den Blutzuckerspiegel kurz und heftig nach oben treiben. Und Softdrinks haben sich soeben in einer chinesischen Studie als absolutes No-Go für Akne-Patienten herausgestellt. Am schlimmsten sind demzufolge die gesüßten Tees, sie lassen das Akne-Risiko auf das Zweieinhalbfache ansteigen.

So hilft die Bienentherapie

Propolis, der Entzündungshemmer

Das Bienenharz ist ein wirkungsvolles Mittel gegen Akne. Denn seine Polyphenole und ätherischen Öle hemmen das Wachstum von typischen Akne-Bakterien wie *Corynebacterium spp.* und *Peptostreptococcus spp.* und *Staphylococcus epidermidis.* Außerdem wirkt es entzündungshemmend und immunstabilisierend.

Ein Forscherteam der ägyptischen *Tanta University* testete ein alkoholisches Propolis-Extrakt an 20 Akne-Patienten, indem man seine Wirkung mit der eines wirkungslosen Plazebo-Extrakts an ebenfalls 20 Akne-Patienten verglich. Die Studie lief über acht Wochen, und die Anwendung bestand darin, dass die betroffenen Hautpartien einmal täglich – kurz vor der Nachtruhe – mit dem Extrakt bestrichen wurden. Die Akne der mit Propolis behandelten Patienten ging daraufhin deutlich zurück, ihre Entzündungen und auch die bakteriellen Belastungen ihrer Haut waren nach dem Versuch erheblich geringer als in der Plazebogruppe. 30 Prozent der Propolis-Anwender gaben an, dass sie bei der Behandlung ein leichtes Jucken auf der Haut verspürt hätten, doch das hatte eher etwas mit der besonderen Empfindlichkeit der Akne-Haut zu tun. Denn die Juckquote bei den Plazebo-Probanden lag bei 40 Prozent, was im Endeffekt bedeutet, dass Propolis sogar besser vertragen wurde als die wirkungslose Plazebo-Therapie.

Anwendung: Bestreichen Sie die von Akne befallene Haut mit einer 30-prozentigem Propolis-Lösung oder der (ebenfalls im Abschnitt »Propolis«, S. 173, beschriebenen) Propolis-Creme, und zwar am besten vor der Nachtruhe, beispielsweise nach dem Zähneputzen. Dauer der Anwendung: vier bis acht Wochen oder bis zum Abklingen der Akne.

Manukahonig, das sanfte Antibiotikum

Das neuseeländische Bienenprodukt nimmt die Aknepusteln quasi von zwei Seiten in die Zange: Einerseits über den hohen Fruchtzucker-Anteil des eigentlichen Honigs, der den Akne-Bakterien das Wasser aus den Zellwänden zieht, und andererseits über die antibiotischen und anti-

REZEPT

Sanfte Pflege bei trockener Haut: Gesichtsmaske mit Kurkuma und Honig

Zutaten:

1 gestrichener Esslöffel mit zerstoßenen Kurkuma-Wurzeln oder fertigem Kurkuma-Pulver
3 Esslöffel Weizenkeime
1 Esslöffel Honig
1 kleine Tasse (120 bis 150 Milliliter) Wasser

Das Wasser kurz aufkochen und auf das Kurkuma-Pulver gießen. 10 Minuten zugedeckt ziehen lassen, nicht abseihen und abkühlen lassen. In der Zwischenzeit die Weizenkeime mit dem Honig vermischen. Schließlich den Teeaufguss samt Kurkuma-Pulver unter den Brei mischen.
Der Brei wird als Packung auf dem Gesicht verstrichen, die Haut sollte zuvor gründlich gereinigt worden sein. Augen und Augenbrauen bleiben frei. Dauer der Anwendung: 20 Minuten. Danach den Brei mit lauwarmem Wasser abwaschen, das Gesicht mit kaltem Wasser nachspülen.
Die Kurkuma-Maske sollte am besten abends zum Einsatz kommen, etwa eine Stunde vor dem Schlafengehen. Gesichtspackungen mit Kurkuma machen die Haut elastisch und widerstandsfähiger gegenüber schädlichen Umweltreizen, sie eignen sich zur Pflege von trockener und normaler Haut. Nach der Anwendung mit lauwarmem Wasser abspülen.

entzündlichen Wirkstoffe des Manukaöls. Es gibt kaum einen anderen natürlichen Wirkstoff, der Bakterien so wirkungsvoll den Garaus macht wie Manukahonig. Und das ohne Risiko, dass sie Resistenzen gegen ihn ausbilden! Natursubstanzen sind in ihrer Zusammensetzung nicht so konstant, dass sich die Keime physiologisch und genetisch darauf einstellen könnten.

Anwendung: Bestreichen Sie die erkrankten Hautpartien vier bis acht Wochen lang (oder bis zum Abklingen der Akne) abends vor dem Zubettgehen dünn mit Manukahonig. Zusätzlich kann man immer, wenn es die Zeit erlaubt, eine Manukahonig-Maske auflegen. Einfach den Honig auf einem Leinentuch verstreichen und für mindestens 20 Minuten auf das Gesicht legen. Danach mit kaltem Wasser abspülen.

Aphthen

Symptome

- Weiße Flecken in der Mundschleimhaut. Bei vielen Flecken spricht man von »Mundfäule«.
- Die Flecken sind von einem roten, entzündeten Rand umgeben, können beim Essen starke Schmerzen verursachen und befinden sich vor allem an Wange, Zungen und Gaumen.
- Die Schmerzen der Aphthen können von Patient zu Patient sehr unterschiedlich sein. Einige empfinden sie

so schlimm, dass ihre Lebensführung deutlich beeinträchtigt ist. Teilweise sind sogar das Sprechen sowie das Schlucken von Wasser oder Speichel schmerzhaft. In wenigen Fällen treten allerdings auch nahezu nicht schmerzende Aphthen auf.

Ursachen

Wer einmal Aphthen hatte, wird sie in der Regel immer wieder bekommen, man spricht von *rezidivierender Aphthose*. Die Ursachen dafür sind bis heute nicht abschließend geklärt. Wissenschaftler vermuten, dass die Krankheit durch mehrere Faktoren ausgelöst wird und eine genetische Veranlagung schließlich dafür sorgt, dass ein Mensch immer wieder davon heimgesucht wird.

Als Risikofaktoren für die Erkrankung gelten Verletzungen der Mundschleimhaut (wenn man sich beispielsweise versehentlich in die Wange gebissen hat), Allergien auf bestimmte Nahrungsmittel sowie Defizite an Eisen, Vitamin B12 und Folsäure. Auch Veränderungen des Hormonhaushaltes (beispielsweise durch Pubertät oder Anti-Baby-Pille) können eine Rolle spielen. Mit Schwangerschaft, Menstruationszyklus und Wechseljahre gibt es jedoch keine Zusammenhänge. Interessant ist jedoch, dass Raucher seltener an Aphthen leiden, vermutlich, weil der Zigarettenqualm zu einer Verhornung (Hyperkeratose) der Mundschleimhaut führt. Was natürlich niemanden dazu verleiten sollte, wegen seiner rezidivierenden Aphthen plötzlich zum Raucher zu werden – denn das hieße, den Teufel mit einem gigantischen Beelzebub auszutreiben.

So hilft die Bienentherapie

Keimtötender Honig

Gleich mehrere Studien belegen die Effektivität von Honig bei Entzündungen der Schleimhaut. Besonders effektiv sind Klee-, Manuka-, Tualang- und Thymianhonig. Ihre Inhaltsstoffe wirken keimtötend und entzündungshemmend, außerdem unterbinden sie sogenannte Proliferationen, also schnell wachsende Zellwucherungen in der Schleimhaut.

Am besten kombinieren Sie den Honig mit einer gerbstoffreichen Pflanzenzubereitung wie etwa dem in Apotheken erhältlichen Cystus-Tee. Dadurch erzielt man einen zusätzlichen Schutzeffekt, denn »gegerbte« Schleimhäute sind weniger anfällig für Infektionen. Geschmacklich und auch wegen des niedrigen Allergiepotenzials empfiehlt sich vor allem eine Mischung aus Cystus und Kleehonig. Deponieren Sie einen Esslöffel des Krauts in einer etwa 100 Milliliter fassenden Teetasse, die dann mit kochendem Wasser aufgefüllt wird. Fünf Minuten ziehen und abkühlen lassen, schließlich einen Esslöffel Honig einrühren. Alternativ können Sie auch fertigen Cystus-Sud aus der Apotheke nehmen und mit Honig verrühren.

Trinken Sie zwei bis drei Schluck davon, um den Sud im Mund zu halten und ihn so durch den Mund zu pressen, dass er die entzündeten Stellen im Mund erreicht. Dauer der einzelnen Anwendung: Mindestens 60 Sekunden, besser zwei Minuten. Dreimal pro Tag, jeweils nach den Mahlzeiten.

Der Anti-Keim-Tee aus Griechenland

Cystus oder Zistose ist ein malvenartiges Gewächs, das in Griechenland zu Hause ist und zu den polyphenol(=gerbstoff)-reichsten Heilpflanzen überhaupt gehört. Bei Genuss von Cystus-Tee ziehen diese Gerbstoffe die Schleimhäute zusammen, sodass sie weniger von Krankheitskeimen und Entzündungen befallen werden. Außerdem wurden im Labor direkte Hemmwirkungen auf Viren, Bakterien und Pilze nachgewiesen. Man erhält mittlerweile biologisch angebauten Cystus-Tee in den Apotheken.

Arteriosklerose und ihre Folgeerkrankungen

Symptome

Die Arteriosklerose verläuft schleichend, die allmählichen Verengungen der Blutgefäße werden vom Betroffenen meistens erst dann bemerkt, wenn sie zu einer schweren Herz-Kreislauf-Erkrankung geführt haben. Zu den Folgeerkrankungen der Arteriosklerose gehören

- Angina pectoris
- Herzrhythmusstörungen
- Herzinsuffizienz (Herzschwäche)
- Herzinfarkt
- Schlaganfall

Ursachen

Bei der Arteriosklerose handelt es sich um eine Erkrankung der Blutgefäße, die sich darin äußert, dass die Gefäßwände an Elastizität einbüßen und sich nach innen hin verdicken, sodass es zu einer Behinderung des Blutstroms kommt. Hierbei spielen die sogenannten Plaques eine zentrale Rolle.

Ihre Bildung beginnt damit, dass sich LDL-Cholesterin in den Blutgefäßwänden festsetzt und unter dem Einfluss von aggressiven freien Radikalen und Oxidantien (man spricht auch von oxidativem Stress) »ranzig« wird. Das oxidierte LDL-Cholesterin lockt weiße Blutzellen an, die einen Entzündungsherd ausbilden, der unsere »Gefäßpolizisten« – die Blutplättchen (oder Thrombozyten) – in Alarmzustand versetzt. Diese gehen nun davon aus, dass an den Entzündungen ein Schaden für die Blutgefäße droht, und setzen deshalb dort Stoffe frei, die das Wachstum der Muskelzellen in den Blutgefäßen anregen, um die Wände zu verdicken. Leider verdicken sie sich jedoch als sogenannte Plaques nach innen, sodass der Blutstrom behindert wird. Und damit nicht genug: Die Oberfläche der Plaques ist derart angeraut, dass sie unser Blutgerinnungssystem, an dem auch wieder die Thrombozyten beteiligt sind, an schadhafte Stellen wie etwa eine offene Riss- oder Schürfwunde erinnert. Ebenso wie bei diesen Wunden, so wird nun auch an diesen Plaques die Blutgerinnung in Gang gesetzt, und es kommt zu der Bildung der berüchtigten Blutgerinnsel, die bekanntermaßen ein Blutgefäß komplett abdichten können.

So hilft die Bienentherapie

Pollen und Bienenbrot

Mitverursacher der Arteriosklerose sind aggressive Sauerstoffverbindungen, die sogenannten freien Radikale. Sie setzen die Innenwand der Blutgefäße unter oxidativen Stress, man kann ihre chemische Wirkung mit dem Rostfraß vergleichen, unter dem ein Fahrrad zu leiden hat, wenn es dauernd ungeschützt im Regen stehen muss. Sie lassen sich jedoch, zumindest bis zu einem gewissen Grad, durch Radikalefänger entschärfen, zu denen auch die in Pollen und Bienenbrot reichlich enthaltenen Polyphenole gehören. Polnische Forscher konnten nachweisen, dass polyphenolreicher Bienenpollen gleich an mehreren Stellschrauben der Arteriosklerose-Prävention ansetzt, vom Cholesterinwert bis zu den Enzymen, die unseren Blutdruck steuern.

Anti-Plaque-Waffe Gelée royale

Auch das Königinnen-Futter der Bienen enthält viele antioxidative Polyphenole, besonders hervorzuheben ist hier das Pinobanksin. Es verhindert in den Blutgefäßen des Menschen die Oxidation von LDL-Cholesterin und schützt dadurch vor den berüchtigten Plaques an den Blutgefäßinnenwänden. Außerdem ist Pinobanksin ein wichtiger Vitamin-E-Recycler.

Cholesterinsenker Honig

Honig senkt die Blutfett- und Cholesterinwerte und damit das Risiko für Arteriosklerose und deren Folgeerkrankungen. In einer Studie der *University of Wales* in Cardiff fand man heraus, dass regelmäßige Honigesser nicht nur niedrigere Blutfett- und Blutdruckwerte hatten, sondern über einen Zeitraum von 25 Jahren auch deutlich seltener verstarben. Besonders effektiv scheint Sonnenblumenhonig zu sein, aber aufgrund seines hohen Polyphenolgehalts müsste auch Buchweizenhonig besonders gut vor Arteriosklerose schützen.

Kombination aus Gelée royale, Pollen und Honig

Am besten, man verbindet die drei Produkte zu einer Einheit, um dem »Rostfraß« in den Blutgefäßen entgegenzutreten. Mittlerweile gibt es solche Kombinationen auch im Handel: »Api Mix« von Imkergut, »Gelée royale mit Blütenpollen in Bienenhonig« von der Chemnitztalimkerei sowie »Vornbacher Energiehonig«.

Man kann sich die drei Bienenprodukte aber auch selbst zusammenmischen: Mischen Sie am besten morgens jeweils einen Esslöffel Sonnenblumenhonig mit einem Esslöffel Pollen und zwei Gramm (2.000 Milligramm) Gelée royale in einem kleinen Glas. Gut durchrühren und dann über den Tag verteilt auf zwei Portionen einnehmen. Insofern es sich ja um eine vorbeugende Maßnahme handelt, gibt es auch keine Einschränkung für die Dauer dieser Maßnahme. Gerade im Alter von über 60 spricht eigentlich nichts mehr dagegen, sich diesen Power-Cocktail aus der Bienenmedizin für immer zu gönnen.

Arthritis

Symptome

- Schwellung am Gelenk
- Die Bewegung des Gelenks ist eingeschränkt
- Das Gelenk schmerzt, und beim Beugen kann es zu Geräuschen kommen.
- Die Arthritis befällt vorwiegend die Fingermittel- und -grundgelenke, Handgelenke, Ellbogen, Knie sowie Sprung- und Zehengrundgelenke. Typisch ist für sie die Morgensteifigkeit, im fortgeschrittenen Stadium zeigen sich Rheumaknoten in Gelenken, Knochenvorsprüngen und Sehnen.

Ursachen

Die Arthritis gehört zu den sogenannten Autoimmunkrankheiten, bei denen sich der Körper gegen sich selbst wendet. Das Immunsystem verliert die Orientierung und attackiert die körpereigenen, gesunden Zellen der Gelenkinnenhaut, was dort zu schmerzhaften Entzündungen und Wucherungen führt. Als Ursachen dafür werden Erbanlagen, Infektionen, Ernährungsfehler, aber auch psychische Einflüsse vermutet. Arthritiker gelten in der Psychosomatik als »opferbereite Samariter«, mit »passiv-zurückhaltendem« Charakterprofil. In der Regel haben sie Probleme, ihre Aggressionen zu artikulieren: Sie lassen ihre Wut nicht raus, sondern richten sie gegen sich selbst. Gegenüber ihren Mitmenschen verhalten sie sich nur selten aufbrausend und direkt, sondern schüchtern, aufopfernd und zum Teil regelrecht unterwürfig.

Möglicherweise sind diese Merkmale auch eine Erklärung dafür, dass Frauendreimal so häufig unter den schmerzhaften Gelenkentzündungen leiden wie Männer. In der Gruppe der unter 40-Jährigen ist ihre Quote sogar viermal so hoch, außerdem sind die Arthritis-Symptome bei Frauen oft deutlich stärker ausgeprägt.

Achtung, Softdrinks!

Die Wahrscheinlichkeit für eine Arthritis erhöht sich, wie man am *Brigham and Women's Hospital* in Boston ermittelte, um das 1,7-Fache, wenn mehr als ein Softdrink pro Tag konsumiert wird. Als Erklärung vermuten die US-Forscher, dass der in ihnen enthaltene Zucker die Anfälligkeit für bakterielle Zahnfleischentzündungen erhöht, die das Immunsystem nachhaltig und organübergreifend in einen Zustand der Hyperaktivität versetzen und dadurch Autoimmunerkrankungen wie Arthritis anstoßen können.

So hilft die Bienentherapie

Entzündungshemmendes Bienengift

Der Bienengift-Wirkstoff enthält Melittin, das entzündungshemmend wirkt und die Produktion von Cortisol in den Nebennieren anregt. Das Interessante ist, dass dies bei gesundem Gewebe nicht passiert, denn da sorgt Melittin dann selbst für eine Entzündung – wie man ja nach einem Bienenstich leidvoll feststellen muss. Man kann daher auch das Wirkprinzip dieses Stoffes so umschreiben, dass er den Körper dazu zwingt, sich vom Entzündungsgeschehen in den Gelenken zu verabschieden, um die Belastung durch das Bienengift bewältigen zu können.

Die Behandlung mit Bienengiftinjektionen sollte durch einen Arzt oder Heilpraktiker erfolgen, der dafür zertifiziert ist. Für die Selbstbehandlung eignen sich Bienengiftsalben aus der Apotheke (Siehe Kapitel Bienengift, S. 95). Ihre Wirkungschancen sind umso größer, wenn das schmerzende Gelenk direkt unter der Haut ist, wie etwa bei Fingern und Knien. Bei Schulter und Hüfte macht die Anwendung einer Salbe hingegen weniger Sinn, weil die dortigen Gelenke durch dicke Muskelschichten abgeschirmt werden, die eine Salbe nicht durchdringen kann.

Manche Apitherapeuten empfehlen, die zu behandelnden Hautpartien vorher mit Honig zu bestreichen, weil dessen Säuren die Fettschicht durchlässiger für das Bienengift machen, außerdem aktiviert er die lokale Durchblutung, was die Wirksamkeit der Salbe ebenfalls verbessert. Die Salbenbehandlung sollte dreimal täglich erfolgen, mindestens für vier Wochen.

Propolis für die Erziehung des Immunsystems
Das Bienenharz moduliert das Immunsystem, indem es einerseits die Abwehr im Kampf gegen Infektionen stimuliert, andererseits aber auch Immunreaktionen herunterfahren kann, die sich gegen den eigenen Körper richten. Propolis schützt also die Gelenke davor, vom eigenen Immunsystem angegriffen zu werden.

Nehmen Sie täglich 20 (ältere Frauen) bis 40 (junge Männer) Tropfen einer 30-prozentigen Propolis-Lösung (Herstellung im Abschnitt »Propolis«, S. 171), am besten ein bis anderthalb Stunden vor der Mahlzeit. Wer sie nicht pur schlucken will, kann sie in Tee, Obstsaft oder Wasser mischen. Als Alternative kann man auch Fertigarzneien oder Nahrungsergänzungen mit Propolis einnehmen, die Dosierung richtet sich dann nach der Packungsbeilage. Die Anwendung sollte mindestens vier Wochen dauern. Man kann Propolis auch mit einer äußerlichen Bienengiftsalben-Therapie kombinieren.

Augenlidrandentzündung (Blepharitis)

Symptome

Die Lidränder sind entzündet und gerötet, zwischen den Wimpern zeigen sich Schuppen. In schwereren Fällen kommt es zu Wimpernausfall und eitriger Krustenbildung. Damit die Entzündung schnell abheilt, ist auf Augenkosmetik zu verzichten. Kontaktlinsen sollten besonders gereinigt und bis zum Abheilen durch eine Brille ersetzt werden.

Ursachen

- Die infektiöse Lidentzündung wird hauptsächlich verursacht durch Bakterien (z. B. Staphylokokken) und Herpes-simplex-Viren. Da der Lidrand immer feucht ist, bietet er ein gutes Milieu für verschiedenste Keime. Um eine infektiöse Blepharitis zu beweisen, muss ein Abstrich gemacht werden.
- Die allergische Lidentzündung kann durch Kosmetika oder Augensalben bzw. -tropfen, aber auch durch andere Allergene verursacht werden. Bei Medikamenten sind es meist die enthaltenen Konservierungsmittel, die nicht vertragen werden. Typisch für eine allergische Lidentzündung ist die über das ganze Lid ausgedehnte, ballonartige, juckende Schwellung.

So hilft die Bienentherapie

Manuka- und Tualanghonig
Diese beiden Honigsorten haben aufgrund ihrer antibiotischen und entzündungshemmenden Eigenschaften bei Blepharitis eine solide Heilungschance. Eine Manukahonigsalbe konnte in einer klinischen Studie auch ihre gute Verträglichkeit unter Beweis stellen. Im Handel gibt es auch schon entsprechende Produkte wie Kruuse Manuka G Wundsalbe, HS Manuka Honig-Wundsalbe und Activon Manuka Honig Gel.

Man kann sich aber eine Manuka- oder Tualanghonigsalbe auch selbst herstellen.

REZEPT

Honigsalbe

Die Zutaten:

50 ml Jojobaöl
5 Gramm Bienenwachs
10 Gramm Honig

Öl und Wachs in einem Wasserbad bis auf 60 Grad erhitzen, wobei der Inhalt immer mal wieder umgerührt wird, um den Schmelzvorgang des Wachses zu beschleunigen. Sobald das Wachs geschmolzen ist, das Glas mit der Mischung aus dem Wasserbad nehmen. Jetzt kann man den Manuka- oder Tualanghonig einrühren, dann die noch flüssige Mischung in einen Salbentiegel geben, wo sie aushärten kann. Nach etwa sechs Stunden sollte dieser Vorgang abgeschlossen sein.
Verteilen Sie die Salbe zweimal täglich (morgens und abends) auf die Augenlider. Nach drei Tagen sollte spätestens eine Besserung eintreten. Wenn nicht, sollten Sie einen Augenarzt aufsuchen.

Blasenentzündung

Symptome

- Ständiger Harndrang; 30 Toilettengänge und mehr sind keine Seltenheit, und die Erleichterung danach hält nur kurz an.
- Immer wieder heftigste Schmerzen, die in Darm, Beckenboden, Genitalien und den ganzen Unterleib ausstrahlen können. Die Schmerzen werden als scharf, spitz und stechend beschrieben.
- Gestörte Nachtruhe, weil es immer wieder zu Harndrang kommt.

Ursachen

Meistens entwickelt sich die Blasenentzündung aus einer Infektion. Neun von zehn Patienten sind deshalb Frauen, weil ihre Harnwege kurz sind und potenzielle Keime dadurch relativ leicht von draußen bis zur Harnblase gelangen.

So hilft die Bienentherapie

Keimtötender Honig
Das süße Honigprodukt attackiert typische Auslöser-Keime der Blasenentzündung, wie etwa *Escherichia coli* und *Proteus mirabilis.* Besonders effektiv sind in dieser Hin-

sicht Tualang-, Manuka-, Eukalyptus-, Kornblumen- und Heidehonig. In einer Studie der *University of Southampton* erwies sich eine stark verdünnte Honig-Wasser-Lösung als effektives Mittel, um Patienten mit einem Blasenkatheter vor Infektionen der Harnwege zu schützen.

Trinken Sie dreimal täglich vor den Mahlzeiten ein Gemisch aus einem Likörglas Cranberrysaft und einem Esslöffel der genannten Honigsorten.

Bakterien auf der Rutschbahn

Cranberry enthält sogenannte Proanthocyanidine, die das Anheften der Bakterien an der Blasenwand blockieren. Als Folge rutschen die Keime von den Blasenwänden ab und werden mit dem Urin fortgespült, ein Effekt, der auch als Vorbeuge für Frauen genutzt werden kann, die immer wieder von Harnwegsentzündungen heimgesucht werden. Die richtige Dosierung des Saftes liegt bei 200 Millilitern pro Tag, in Kombination mit Propolis und Honig kann man die Dosis auf 100 Milligramm reduzieren. Man erhält ihn in Apotheken und Reformhäusern.

Propolis mit Beeren und Zucker

In einer Studie der *Universitá degli Studi di Siena* in Italien zeigte sich »Kistinox Forte«, ein Extrakt aus Propolis, Cranberry und D-Mannose, als effektiv im Kampf gegen immer wiederkehrende Blasenentzündungen. Von den

100 behandelten Frauen waren nach dem Behandlungszeitraum von drei Monaten, in denen das Präparat jeweils in den ersten zehn Tagen eingenommen wurde, 92 komplett beschwerdefrei. Die Wirkung des Präparats besteht darin, dass es Bakterien am Anheften an der Blasenwand hindert, denn alle drei Bestandteile gelten als ausgewiesene »Andock-Hemmer« für Bakterien.

Prinzipiell kann man sich aber Propolis, Cranberry und D-Mannose auch selbst zusammenmischen.

REZEPT

Propolis-Saft gegen Blasenentzündung

Füllen Sie dazu ein Glas mit 100 Milliliter Cranberrysaft, in den Sie einen Esslöffel 30-prozentige Propolis-Lösung und einen Teelöffel D-Mannose geben. Sorgfältig durchrühren, und dann hat man eine Tagesration des Gemischs, die man am besten noch vor dem Frühstück trinkt. Bei chronischer Zystitis erst einmal zehn Tage lang, denen eine zwanzigtägige Pause folgt. Danach noch einmal zehn Tage einnehmen und schauen, wie sich die Krankheit entwickelt hat. Gegebenenfalls kann man noch einen dritten Anwendungszyklus anschließen.

Heilender Zucker

Bei D-Mannose handelt es sich um einen natürlichen Zucker, der in kleinen Mengen auch vom menschlichen Körper produziert wird und ihm damit nicht fremd ist. Noch interessanter ist aber, dass es in der Harnblase Rezeptoren für D-Mannose gibt, die von *Escherichia-coli*-Bakterien (sie sind an über 70 Prozent aller Blasenentzündungen beteiligt) als Pforte genutzt werden, um sich in der Schleimhaut einzunisten. Werden diese Rezeptoren nun von zugeführter D-Mannose blockiert, haben die Bakterien praktisch keine Möglichkeit mehr, die Blasenwand zu kapern: Sie werden beim nächsten Wasserlassen einfach ausgeschieden. D-Mannose zeigte in klinischen Studien an Zystitis-Patientinnen eine ähnliche Wirkung wie die üblicherweise eingesetzten Antibiotika – mit weitaus weniger Nebenwirkungen.

Blutarmut (Anämie)

Symptome

- Müdigkeit und Konzentrationsschwäche
- Kopfschmerzen
- Schwindel
- Kurzatmigkeit bis hin zu Herzrasen unter Belastung

Blass?

Die oft beschriebene Blässe der Haut ist ein eher unspezifisches Zeichen der Blutarmut, sie kommt auch bei vielen anderen Erkrankungen vor, in deren Folge sich die Hautblutgefäße verengen. Der Hausarzt kann eine Blutarmut mithilfe einer einfachen Blutabnahme feststellen.

Ursachen

Normalerweise besteht ein Gleichgewicht zwischen Blutbildung und Blutabbau beziehungsweise Blutverlust. Bei einer Blutarmut ist dieses Gleichgewicht gestört, und die Ursachen dafür können vielfältig und auch kombiniert sein. So kann neben einer gestörten Blutbildung zeitgleich ein vermehrter Blutabbau oder -verlust vorherrschen.

Eine der häufigsten Ursachen für eine schwache Blutbildung ist Eisenmangel, der durch eine Mangelernährung, aber auch durch Entzündungen und Infekte verursacht werden kann. Ein Forscherteam der *University of Seattle* ermittelte, dass Eisenmangel-Anämien oft Hand in Hand gehen mit einer Mageninfektion durch *Helicobacter pylori*. Umgekehrt verschwindet Blutarmut oft, wenn man den Magenkeim aus dem Weg geräumt hat. Für die Erklärung dieser Zusammenhänge gibt es mehrere Theorien. So können schwerwiegende Helicobacter-Infektionen zu einer Gastritis führen, in deren Folge die Magenwände so angegriffen werden, dass es zu großen Blutverlusten kommt. Außerdem kann durch diese Erkrankung – und auch durch Magensäure-hemmende Medikamente zu ihrer Behandlung – die Eisenverdauung im Darm eingeschränkt werden. Und nicht zuletzt hat auch Helicobacter selbst einen hohen Eisenbedarf, den er sich aus dem Mageninhalt deckt, was dann schließlich zu einer Eisenverarmung der Nahrung für den Menschen führt.

So hilft die Bienentherapie

Heide- und Kastanienhonig

In der Volksmedizin gelten vor allem Kastanien- und Heidehonig als wirkungsvolle Mittel gegen Blutarmut. Doch eine konkrete physiologische Erklärung hatte man dafür nicht, denn Honig gilt weder als besonders ergiebige Eisenquelle noch als ein Förderer der Eisenaufnahme, die über andere Nahrungsmittel erfolgt. Wissenschaftler haben aber mittlerweile herausgefunden, dass er *Helicobacter pylori* das Leben schwer macht – und dieser Keim gilt nicht nur als Hauptauslöser von Magengeschwüren, sondern auch als mögliche Ursache von Blutarmut, weil er dem Körper große Eisenmengen entzieht. Dies könnte die Erklärung für die volksmedizinischen Heilerfolge sein.

Integrieren Sie Heide- oder Kastanienhonig als festen Bestandteil in Ihre Ernährung, indem Sie ihn beispielsweise als Ersatz für Ihren Haushaltszucker verwenden. Außerdem sollten Sie morgens und abends jeweils einen Esslöffel davon essen, am besten vor den Mahlzeiten. Anwendungsdauer zunächst vier bis sechs Wochen. Wenn dann typische Blutarmutssymptome wie Müdigkeit, Konzentrationsschwäche und Schwindel nachgelassen haben, ist das bereits ein sicherer Hinweis darauf, dass Sie auf dem richtigen »Blut-Weg« sind. Nähere Daten über den Eisenstatus und die Anzahl Ihrer roten Blutkörperchen ergibt eine Untersuchung beim Arzt.

Erkältungen (mit Husten und Schnupfen)

Symptome

- Verstopfte oder tropfende Nase
- Manchmal: Niesreiz, Rachen- und Halsschmerzen, Husten, leichtes Fieber
- Die Symptome können von Patient zu Patient sehr unterschiedlich ausgeprägt sein, was nicht nur daran liegt, dass Menschen mitunter sehr individuell auf Infektionen reagieren, sondern auch daran, dass recht viele unterschiedliche Virentypen beim Schnupfen beteiligt sein können.

Ursachen

Die Erkältung ist die Folge einer Virusinfektion der oberen Atemwege. Sie ist ansteckend, man holt sie sich also in der Regel von einem anderen Menschen, der seine Viren über Niesen, Husten oder Hautkontakt weitergibt. Prinzipiell kann man zu jeder Jahreszeit eine Erkältung bekommen, doch im Winter ist die Gefahr besonders hoch. Der Grund ist, dass man in den kalten Monaten öfter kalte Füße hat, auf die unser vegetatives Nervensystem so reagiert, dass es die Durchblutung in den Atemwegen drosselt. Dadurch wiederum sinkt die Abwehrfähigkeit der Schleimhäute, und die Schnupfenviren haben es nun leichter, in den Organismus vorzudringen.

So hilft die Bienentherapie

Honig als Keim- und Hustenhemmer

Die Gesellschaft für wissenschaftsbasierte Medizin (*https://sciencebasedmedicine.org/*) bezeichnet Honig als »vielversprechendste Anwendung überhaupt, um kindlichen Erkältungshusten zu behandeln«. Auch zwei öffentliche Gesundheitsinstitutionen in England, nämlich das *National Institute for Health and Care Excellence* (NICE) und das *Public Health England* (PHE) empfehlen mittlerweile Honig zur Schnupfentherapie. Und das aus gutem Grund, zeigen doch Studien, dass Honigzucker die Hustenareale im Gehirn besänftigt. Einige Honigsorten enthalten außerdem antivirale und antibakterielle Wirkstoffe, die vielen Erregern des grippalen Infekts den Garaus machen.

In einer israelischen Studie an 200 Kleinkindern halfen Eukalyptus- und Zitronenblütenhonig gegen den Husten eines grippalen Infekts, Buchweizenhonig war in einer amerikanischen Studie wirkungsvoller als ein Standard-Hustensaft mit Dextromethorphan. Weitere Alternativen wären aber auch Heide- und Thymianhonig.

Nehmen Sie viermal täglich einen Teelöffel der genannten Honigsorten ein. Halten Sie ihn für ein paar Sekunden im Mund und im Rachenraum, bevor Sie ihn herunterschlucken. Bei Kindern sollten Sie vorzugsweise Buchweizen- oder Heidehonig verwenden, denn den mögen sie in der Regel lieber als Thymian-, Eukalyptus- und Zitronenhonig, die ja in der Regel ziemlich kräftig nach den ätherischen Ölen ihrer Herkunftspflanzen schmecken.

Manukahonig gegen Halsschmerzen

Manukahonig gilt mittlerweile als wirkungsvolle Option im Kampf gegen Schnupfenviren, außerdem wirkt er entzündungshemmend. Im Handel gibt es bereits entsprechende Mund- und Rachensprays (Produkte siehe im Abschnitt »Honig«, S. 157). Sprühen Sie diese Sprays viermal täglich (dreimal jeweils nach den Mahlzeiten, einmal vor der Bettruhe) in den Rachenraum, wobei Sie auch die oberen Partien, also im hinteren Oberkieferbereich behandeln sollten.

Lindenhonig gegen Fieber

Lindenblüten sind schon lange als fiebersenkendes Mittel bekannt, ihre Flavonoide wirken antibiotisch und erhöhen über das Wärmeregulationszentrum im Hirn die Aktivität der Schweißdrüsen und des Immunapparats. Durch das vermehrte Schwitzen entsteht eine Kälte, die sich günstig auf die Heilung von fiebrigen Erkältungskrankheiten auswirkt. Darüber hinaus dichten die Linden-Flavonoide

»Lecks« an den feinen Blutgefäßen der Nasenschleimhaut, wodurch die Reizungen zurückgehen und auch schon bald die lästigen Schnupfensymptome wie die tropfende Nase und der ständige Niesreiz verschwinden.

Mit der Honigvariante hat man eine ebenso leckere wie wirkungsvolle Zubereitung der Lindenblüten zur Hand. Schlucken Sie davon vier Teelöffel pro Tag, jeweils nach den Mahlzeiten bzw. vor der Bettruhe. Halten Sie den Honig für ein paar Sekunden im Mund, bevor Sie ihn herunterschlucken. Ein oder zwei der Teelöffel-Einheiten können Sie auch in einer Tasse Cystus- oder Schwarztee verzehren. Verrühren Sie den Lindenhonig jedoch erst in dem Tee, wenn dieser bereits gezogen und sich ein wenig abgekühlt hat, damit nicht zu viele Wirkstoffe der Heilpflanze verdampfen.

Honig aus dem »Rettich-Becher«

Aufgrund seiner schleimlösenden und sanft antibiotischen Effekte kann Rettich die Heilkraft des Honigs unterstützen. Versuchen Sie es doch mal mit einem alten Rezept der Volksmedizin: Nehmen Sie einen Rettich und höhlen Sie ihn komplett aus. Dann füllen Sie eine kleine Tasse Honig in die Rettichkuhle. Nach drei bis fünf Stunden wird er kopfüber in eine Schüssel gestellt, jetzt kann der fertige Hustensaft aus Honig und Rettichwasser herausfließen und gesammelt werden. Trinken Sie von dem Saft zweimal pro Tag zwischen den Mahlzeiten!

Honig und Essig

Ein traditionelles Hausmittel bei Heiserkeit: Mischen Sie dunklen Essig, Wasser und Honig (am besten eine dunkle, gerbstoffreiche Sorte) zu gleichen Teilen, nehmen Sie alle drei Stunden einen Teelöffel davon ein. Am Abend, nach dem Zähneputzen, gurgeln Sie dann am besten noch einmal mit dieser Mischung.

Backäpfel mit Honig gegen Heiserkeit

Auch das ist ein altes Mittel der Volksmedizin. Dazu werden die entkernten Äpfelhälften mit reichlich Honig übergossen und anschließend im Backofen gegart. Man isst sie, wenn sie noch warm, aber auch nicht mehr heiß sind. Die Pektine des Apfels wirken antibiotisch und entzündungshemmend, und Honig galt schon in der frühen asiatischen Medizin als wirksamer »Infektkiller«.

Relativ jung – aber wirkungsvoll

Heute kennt wohl fast jeder den Lindenblütentee. Daraus ließe sich der Schluss ziehen, dass er schon recht lange in der Heilkunde verwendet wird. Tatsächlich wird er weder in antiken Schriften noch in den Kräuterbüchern des Mittelalters erwähnt, die damaligen Kräuterexperten hatten vielmehr Rinde und Holzkohle der Linde für ihr therapeutisches Arbeiten ausgewählt. Erst im 17. Jahrhundert tritt mehr und mehr der Tee als Mittel gegen Schnupfen in den Vordergrund. In Frankreich gelten Bäder mit Lindenblüten noch heute als Mittel gegen Migräne, außerdem sollen sie zappelige Kinder beruhigen.

Eberraute und Honig

Mit dem hustenstillendem Honig und der immunkräftigenden Eberraute hat man eine wirkungsvolle Kombination, um Erkältungen bereits im frühen Stadium einzudämmen oder sie sogar präventiv auszuschalten. Vor zwei Jahrhunderten legte man Häftlingen noch Eberrautenblätter auf die Anklagebank, um sich nicht bei ihnen zu infizieren. Im Mittelalter kamen sie sogar gegen Tuberkulose zum Einsatz. Ihre immunkräftigenden Effekte sind mittlerweile aber auch wissenschaftlich untermauert, durch eine Studie der Universität Köln. Darin ließ man die Eishockeyspieler der Kölner Haie drei Monate lang täglich drei Tassen Eberrautentee trinken: Sie kamen mit deutlich weniger Ateminfekten durch die Saison.

REZEPT

Eberrautentee

Die Zubereitung: Einen Teelöffel Eberraute (erhält man in Apotheken) mit einer Tasse (200 ml) kochendem Wasser überbrühen, fünf Minuten ziehen lassen, schließlich abseihen. Dann einen Teelöffel Honig (am besten Buchweizenhonig) hineinrühren. Drei Tassen pro Tag.

Fußpilz-Symptome

Fußpilz gehört zu den häufigsten Infektionen überhaupt. Er zeigt sich in Form von Rötungen und Schuppungen an den Fußsohlen oder zwischen den Zehen – und er kann unangenehm und penetrant jucken!

Socken und Handtücher oft waschen!

Grundsätzlich empfiehlt sich für den Fußpilz wie bei anderen Mykosen auch, die Wäsche möglichst oft zu wechseln und gründlich zu waschen. Es ist allerdings nicht notwendig, sie beim Waschen unbedingt zu kochen, wie häufig behauptet wird. Eine Untersuchung der Hautklinik in Ludwigshafen brachte heraus, dass die Pilze (sofern Waschmittel benutzt wird) bereits bei Temperaturen von 60 Grad keine Überlebenschance mehr haben, die meisten von ihnen überstehen noch nicht einmal 30 Grad. Voraussetzung ist allerdings, dass die Wäschestücke maschinell gereinigt wurden. Bei der Handwäsche hingegen bleiben genug Erreger am Leben, dass eine abermalige Infektion über die Kleidung durchaus möglich ist.

Ursachen

Fußpilz kann durch zahlreiche unterschiedliche Erreger verursacht werden. Die empfindliche Haut von Säuglingen, Diabetikern und Senioren wird gerne von Hefepilzen

REZEPT

Salbe gegen Fußpilz

Sie brauchen folgende Zutaten:

100 Gramm Oliven- oder Jojobaöl
20 Gramm reines Bienenwachs
8 Milliliter 30-prozentige Propolis-Lösung (Rezept im Abschnitt »Propolis«, S. 171)

Erst wird das Öl mit dem Wachs in einem Wasserbad bis auf 60 Grad erhitzt. Den Inhalt immer mal wieder umrühren, um den Schmelzvorgang des Wachses zu beschleunigen! Sobald das Wachs geschmolzen ist, das Glas mit der Mischung aus dem Wasserbad nehmen und fünf Minuten abkühlen lassen. Dann erst die Propolis-Lösung einrühren. Einige Minuten später ist die Mischung ausgehärtet.
Verstreichen Sie die Salbe bis zu dreimal täglich auf den betroffenen Hautpartien. Die Anwendung sollte auch nach Abklingen der Entzündung und Rötung noch zwei Wochen weitergehen – denn Fußpilz ist ein hartnäckiger Untermieter!

heimgesucht, die es auf ihrer Wanderschaft mitunter sogar schaffen, bis zu den Schleimhäuten der Geschlechtsorgane vorzudringen. Schimmelpilze nutzen meistens Hautverletzungen für ihre Attacken oder docken sich gerne an bereits bestehende Hauterkrankungen an. Häufigste Fußpilz-Auslöser (zu etwa 80 Prozent) sind aber Fadenpilze und unter ihnen vor allem ein Mikroorganismus namens *Trichophyton rubrum*. Er liebt Temperaturen um die 35 Grad und siedelt sich deshalb besonders gern an subjektiv kalten und feuchten Füßen an. Wie andere Fadenpilze infiziert er seinen Wirt meistens indirekt, also nicht durch direkten Hautkontakt, sondern durch Haut- und Haarschuppen in bereits benutzten Handtüchern oder im warm-feuchten Milieu eines Schwimmbads.

So hilft die Bienentherapie

Bienenwachs und Propolis. Beide Bienenprodukte hemmen das Wachstum typischer Fußpilzerreger wie etwa *Trichophyton* und *Candida*. Bereiten Sie sich die Salbe ruhig selbst zu.

Gastritis (Magenschleimhautentzündung)

Symptome

- In leichteren Fällen: Sodbrennen, Völlegefühl (obwohl nichts gegessen wurde), Aufstoßen, Appetitlosigkeit.
- In schweren Fällen Schmerzen im Oberbauch, außerdem noch Magenkrämpfe, Durchfall, Blähungen und Verstopfungen. Nach stärkerem Alkoholgenuss besteht Neigung zum Erbrechen.

Die Symptome der Gastritis ähneln stark denen des sogenannten »Reizmagens«, sie sind daher für den Betroffenen, aber auch für viele Ärzte nicht leicht unterscheidbar.

Die Behandlung der beiden Erkrankungen erfordert jedoch ähnliche Maßnahmen, sodass eine exakte Absicherung der Diagnose in diesem Falle entbehrlich ist.

Ursachen

Wissenschaftliche Untersuchungen lassen keinen Zweifel mehr daran, dass ein Mikroorganismus namens *Helicobacter pylori* an der Entstehung von Magenschleimhautentzündungen beteiligt ist, oft lebt er jedoch in unseren Mägen, ohne irgendeinen Schaden anzurichten. Ob er wirklich zum Krankheitserreger wird oder nicht, hängt vom Säuremilieu im Magen und vom Zustand des Immunsystems ab.

Hierbei spielt wiederum die Psyche eine wichtige Rolle. So treten Magengeschwüre und Gastritis überdurchschnittlich häufig bei Menschen auf, die ihren Wohnort verloren oder gewechselt oder die ihren Partner oder eine andere nahestehende Bezugsperson verloren haben. Berufliche Veränderungen, vor allem, wenn sie mit einer Zunahme der Verantwortung gekoppelt sind, fördern ebenfalls Magenschleimhautentzündungen.

So hilft die Bienentherapie

Honig gegen Helicobacter und Sodbrennen

Mehrere wissenschaftliche Studien bestätigen antibiotische Effekte des Honigs bei *Helicobacter pylori*, einem der Mitauslöser für Magenschleimhautentzündungen. Gegenüber konventionellen Antibiotika besitzt er als Naturprodukt zudem den Vorteil, dass die Bakterien gegen ihn keine Resistenzen entwickeln können. Indische Forscher berichten zudem im *British Medical Journal*, dass Honig bei Sodbrennen hilft, weil er sich wie eine Schutzschicht über die Schleimhaut der Speiseröhre legt. Das typische Sodbrennen (»Herzbrennen«) infolge der aus dem Magen emporgedrückten Säure bleibt dadurch aus.

Rauchen und Alkohol nein – Kaffee ja!

In den USA leiden 40 Prozent und in Deutschland mindestens 20 Prozent der Menschen unter ständig wiederkehrendem Sodbrennen, auch Reflux genannt. Bei dieser Erkrankung fließt Mageninhalt zurück in die Speiseröhre. Oft helfen hier schon Ernährungsumstellungen: Weniger späte und opulente Speisen, weniger Alkohol. Und auch der Verzicht aufs Rauchen kann einen therapeutischen Durchbruch bringen. Denn Zigarettenteer reizt den Eingang der Speiseröhre, und Nikotin schwächt den Verschlussmechanismus, durch den sie vom Magen getrennt wird. Laut einer holländischen Studie steigert ein Rauchstopp die Chance auf einen Rückgang der Refluxsymptome aufs Doppelte, der Verzicht auf Kaffee bringt hingegen nichts. Der beliebte Muntermacher baut sogar – vermutlich aufgrund seiner Gerbstoffe – einen gewissen Schutz vor Sodbrennen auf.

Raps-, Klee- und Löwenzahnhonig gegen Magensäure

Diese Honigsorten hemmen die Produktion von Magensäure. Man kann also mit ihnen – weil sie ja auch die oben genannten Effekte aller Honigsorten haben – eine Gastritis gleich von drei Seiten therapieren, weil sie die Schleimhaut der Speiseröhre schützen sowie *Helicobacter pylori* und die Magensäure hemmen. Was schon eine ziemlich einmalige Wirkungskombination ist.

Die Anwendung: Nehmen Sie jeweils einen Teelöffel Honig am frühen Morgen sowie unmittelbar nach den Mahlzeiten ein.

Bienenwachs gegen Sodbrennen

Am Labor des *National Centre for Scientific Research* in Havanna konnte man nachweisen, dass Bienenwachs die Ausschüttung von Magensäure reduziert und den Aufbau der Magenschleimhaut unterstützt. Die Wirkung sei, so die kubanischen Forscher, vergleichbar mit Omeprazol, einem Standardmedikament gegen Sodbrennen bzw. Reflux. Man kann also bei wiederkehrendem Aufstoßen einfach ein paar Bienenwachspastillen oder Bienenwabenstücke kauen. Falls Sie sich für diese Therapie entscheiden, sollten Sie aber nicht gleichzeitig Honig anwenden, denn man sollte des Guten nicht zu viel tun.

Hautekzeme (Dermatitis)

Symptome

Die Hautekzeme der Dermatitis zeigen sich im akuten Stadium als juckende, nässende, gerötete Entzündung der Haut und im chronischen Stadium als eine weniger gerötete, trockenere Entzündung der Haut. Typische Stellen für ihre Ausschläge sind: Knie- und Ellenbeuge, Schenkelbeuge, auf der Fußsohle, am Kinn, im Nacken. Sie verleiten die Betroffenen zum tiefen und ausdauernden Kratzen, sodass es oft zu Blutungen kommt.

Eine verbreitete Volkserkrankung

Die atopische Dermatitis tritt meist schon im Säuglings- und Kleinkindalter auf. In 60 Prozent der Fälle beginnt sie bereits im ersten Lebensjahr, in 87 Prozent innerhalb der ersten fünf Lebensjahre. In Deutschland leiden mehr als zehn Prozent aller Kinder an Dermatitis, die damit zu den häufigsten chronischen Erkrankungen im Kindesalter gehört.

Ursachen

Hauptsächliche Ursache der Dermatitis sind Allergien, die durch Entzündungsbotenstoffe wie Histamine und IL-6 angeschoben werden. Psychischer Stress kann die Symptome verstärken, später satteln sich noch Infekte auf die entzündeten und geschwächten Hautpartien. Eine Hauptrolle für das Ausbrechen der Erkrankung spielen aber die Gene. Aufgrund von Familien- und Zwillingsstudien wird der Einfluss des Erbguts sogar auf 60 bis 70 Prozent geschätzt.

Allergie gegen Obst und Gemüse

Menschen mit juckenden Hautausschlägen beklagen oft, dass sich nach dem Verzehr von Obst und Gemüse ihre Beschwerden verschlimmern würden. In Verdacht geraten dann schnell die Pestizidreste der konventionellen Agrarprodukte, dabei hat das Jucken oft einen anderen, natürlichen Grund, nämlich die Salicylate. Besonders große Mengen dieser Pflanzenstoffe findet man in frischen Aprikosen, Himbeeren, Kirschen und Orangen sowie Endivien, Gurken, Oliven, Tomatenmark, Erdnüssen, Mandeln und einigen Gewürzen. Grundsätzlich gilt, dass vor allem unreifes und ungeschältes Obst und Gemüse viele Salicylate enthalten. Dermatitis-Patienten sollten also ihre vegetarischen Nahrungsmittel nur reif und geschält verzehren.

So hilft die Bienentherapie

Bienengiftsalbe gegen Jucken und Hautinfektionen

In einer koreanischen Studie zeigten sich beachtliche Erfolge in der Anwendung einer zweimal täglich aufgetragenen

Bienengiftsalbe. Nach vier Wochen waren nur noch wenige Hautirritationen zu sehen, und auch das Jucken war deutlich zurückgegangen, was vermutlich nicht nur an dem entzündungshemmenden, sondern auch dem antibiotischen Effekt des Bienengifts liegt. Bei Dermatitis-Patienten ist die Haut nämlich oft von *Staphylococcus aureus* besiedelt. Bienengiftsalben gibt es in den Apotheken, eine Liste der Produkte finden Sie im Abschnitt »Bienengift«, S. 95.

Bienenwachs und Honig

In Dubai verwendete man eine Salbe aus Olivenöl, Honig und Bienenwachs erfolgreich an Patienten, die unter Schuppenflechte oder Dermatitis litten. Das Produkt wurde vorsichtig dreimal täglich auf den betroffenen Stellen verrieben. Nach zwei Wochen zeigten 80 Prozent der Dermatitis- und knapp 63 Prozent der Psoriasis-Patienten deutliche Besserungen sowie weniger Hautschäden und verspürten einen geringeren Juckreiz. Die Herstellung der Salbe finden Sie im Kapitel »Bienenwachs«, S. 114.

Calendulahonig für die Hautpflege

Die Ringelblume (Calendula officinalis) hat in vielen Studien ihre wundheilende und juckreizhemmende Wirkung zeigen können – und man kann sie gut mit Honig kombinieren.

Calendulahonig ist ein vorzügliches Mittel zur Hautkosmetik und zur Behandlung von Hautkrankheiten. Er eignet sich auch als »Erste Hilfe«, wenn es mal wieder besonders stark juckt. Tragen Sie ihn aber nicht zu dick auf, nur in einer dünnen Schicht. Übrigens: Calendula-

REZEPT

Calendulahonig

Nehmen Sie einen kleinen Topf (1 bis 2 Liter), füllen Sie ihn mit getrockneten Calendulablüten. Dann mit angewärmtem Rapshonig auffüllen, bis die Blüten vollständig bedeckt sind. Drei Wochen lang an einem lichtgeschützten Platz stehen lassen, schließlich durch ein Sieb abseihen.

honig schmeckt auch als Brotaufstrich – und in der Volksmedizin wird er den Kindern zur Behandlung von Windpocken verabreicht.

Oolong mit Akazienhonig

Laut einer Studie der *Slovak Medical University* in Bratislava moduliert Akazienhonig das Immunsystem, er schützt also vor überschießenden Immunreaktionen, die bekanntlich bei Dermatitis eine große Rolle spielen. Für den taiwanischen Oolong-Tee gibt es sogar einen klinischen Beleg, dass er bei Hautekzemen helfen kann. An der Universitätshautklinik im japanischen Orsu verabreichte man 118 Dermatitis-Patienten, die bereits mindestens ein halbes Jahr mit Steroiden, Antihistaminika und Allergen-Karenz behandelt wurden, zusätzlich drei Tassen Oolong-Tee pro Tag. Einen Monat später zeigten 63 Prozent der Patienten eine mäßige bis deutliche Verbesserung, nach sechs Monaten waren es noch 54 Prozent. Studienleiter Masami Uehara erklärt sich den Effekt aus den entzündungshemmenden Polyphenolen des Tees.

Die Zubereitung: Einen Teelöffel Oolong (man erhält ihn in Apotheken und Teefachgeschäften) mit einer Tasse (200 ml) kochendem Wasser überbrühen, drei Minuten ziehen lassen, schließlich abseihen. Anschließend einen Teelöffel Akazienhonig einrühren. Drei Tassen pro Tag.

Zwischen Grün und Schwarz

Der Oolong-Tee stammt aus Taiwan – und er steht wirklich für uralte chinesische Teetradition. Eigentlich stammt er von der gleichen Pflanze wie grüner und schwarzer Tee, nämlich *Chamellia sinensis*, doch er wird anders hergestellt, befindet sich sozusagen zwischen den beiden anderen. Für den Grüntee werden die Blätter direkt nach dem Pflücken per Erhitzen, Rösten oder Dämpfen am Gären gehindert; für den Schwarzen dürfen sie nahezu komplett durchfermentieren, bis sie eine kupferrote Farbe angenommen haben; und beim Oolong wird ihr Gärungsprozess auf mehr oder weniger halbem Wege unterbrochen. Sein Fermentierungsgrad liegt je nach Sorte zwischen 20 und 80 Prozent.

Herpes (Lippenherpes)

Symptome

Zunächst kommt es zu Spannungsgefühl und leichtem Kribbeln auf der Lippe, binnen kurzer Zeit erscheinen die typischen, schmerzhaften Herpes-Bläschen. In schweren Fällen kann das gesamte Gesicht mit Pusteln überzogen werden.

Ursachen

Hauptauslöser ist der sogenannte Herpes-simplex-Virus. 90 Prozent der Bevölkerung sind in seinem Besitz! Meistens befindet es sich im passiven Wartestadium, doch bei Schwächung des Immunsystems »wittert« er seine Chance.

Risikofaktoren

Bio-Stress macht den Herpes-Virus stark, und körperliche Krisen im Umfeld von Regelblutung oder fiebrigen Erkrankungen fördern die Entwicklung der Pusteln (daher auch der Name »Fieberbläschen«). Aber auch mechanische Reizungen wie Küssen, Essen, die Verwendung von Lippenstiften und die Sonneneinstrahlung spielen eine große Rolle. In Regionen mit starkem UV-Licht – zum Beispiel am Meer oder in den Bergen – kommt es besonders häufig zur Bläschenbildung. Psychologen stellten außerdem fest, dass vornehmlich das Gefühl des Ekels die Verbreitung von Herpes fördert, wahrscheinlich durch eine Schwächung des Immunsystems.

So hilft die Bienentherapie

Propolis gegen das Virus

Die Verwendung eines Balsams mit 0,5 Prozent Propolis-Extrakt bei *Herpes labialis* zeigte in einer tschechischen Studie eine bessere Wirksamkeit als das weithin bekannte Aciclovir. Die Forscher von der *Univerzita Karlova* (Karls-Universität) in Prag behandelten 379 Patienten, die seit maximal 30 Stunden krankheitstypische Hautrötungen und/oder Hautknötchen zeigten und zuvor schon mindestens viermal an Lippenherpes erkrankt waren, entweder mit dem Bienenprodukt oder aber dem konventionellen Medikament. Die beiden Cremes unterschieden sich nicht in Aussehen und Geruch, und sie wurden in äußerlich gleich aussehenden Tuben ausgehändigt, sodass die Patienten keine Erkenntnis über den enthaltenen Wirkstoff gewinnen konnten. Sie sollten das jeweilige Produkt fünfmal täglich im Abstand von drei bis fünf Stunden auf den Lippen auftragen. Die gesamte Behandlungszeit wurde für die Studie anhand des typischen Verlaufs eines unbehandelten Lippenherpes auf bis zu zehn Tage festgesetzt.

Die Creme mit dem Propolis-Extrakt bewirkte eine deutlich schnellere Abheilung der Lippen als Aciclovir. So hatten am vierten Tag nur noch 45 Prozent und am fünften Tag lediglich zehn Prozent der Propolis-Patienten Hautrötungen, Knötchen, Blasen oder Wunden, während es in der Aciclovir-Gruppe an den jeweiligen Untersuchungstagen noch knapp 75 bzw. 43 Prozent waren. In keiner der Gruppen traten durch die jeweilige Behandlung unerwünschte Wirkungen auf. Eine ergänzende Subgruppenanalyse zeigte, dass Frauen und jüngere Menschen etwas besser auf die Behandlung mit Propolis ansprachen als Männer und ältere Personen.

Mittlerweile gibt es diverse Propolis-Salben im Handel, auch für die gezielte Behandlung von Lippenherpes, beispielweise *Propolis Lippenbalsam*, *Aagaard Propolis 10% Salbe* und *Propolis Salbe Hanosan*. Man kann sich aber auch eine eigene Salbe herstellen, das Rezept finden Sie im Abschnitt »Propolis«, S. 173.

Heuschnupfen

Symptome

- Der Heuschnupfen erscheint jedes Jahr zur selben Zeit, meist in den Frühjahrs- und Sommermonaten.
- Er kündigt sich durch Nasenjucken an. Die von betroffenen Kindern häufig durchgeführte Handbewegung von der Oberlippe aufwärts zur Nasenspitze wird gern als »allergischer Gruß« bezeichnet.

- Später tropft dann die Nase, die Flüssigkeit ist meist dünn und klar. Oft kommt es zu lang anhaltenden Niesattacken. Die Augen sind gerötet und stehen meist unter Tränenwasser.

Kommt nur selten allein

Die Pollenallergie kommt oft im Verbund mit anderen Erkrankungen. So können Neurodermitis, Heuschnupfen und Asthma gemeinsam, nacheinander oder abwechselnd bei ein und derselben Person auftreten. Etwa 40 Prozent aller Kinder mit Heuschnupfen haben auch ein Hautekzem. Viele Heuschnupfen-Patienten haben zudem eine Kreuzallergie auf bestimmte Nahrungsmittel. So kann jeder zweite keinen Apfel mehr essen, weil ihm gleich darauf die Zunge anschwillt, die Mundschleimhaut brennt und juckt. In einer Studie der Universitätsklinik Leipzig gaben 15 von 50 Birkenpollenallergikern an, beim Verzehr von Soja schon einmal eine heftige Spontan-Reaktion ihres Immunsystems erlebt zu haben. Soja wird in vielen Lebensmitteln als Zusatz verwendet und ist oft Hauptzutat in veganen Lebensmitteln, also Produkten, die frei von tierischen Zutaten sind. Wer ein Kind mit Birkenpollenallergie hat, sollte daher in besonderem Maße auf die Verpackungsaufschriften achten. Das gilt auch bei Säuglingen: Babys, die nicht gestillt werden können, aber aus einer Allergikerfamilie stammen, sollten kein sojahaltiges Produkt bekommen. Denn bei ihnen besteht ein besonders großes Risiko, eine Soja-Allergie zu entwickeln.

Ursachen

Auslöser des Heuschnupfens sind neben Gräserpollen die Pollen von Bäumen, Sträuchern und Kräutern. Zwischen Februar und April dominieren Frühblüher wie Erle, Hasel und Birke, von Mai bis Juni lassen Gräserpollen die Nasen tropfen, und im Spätsommer und frühen Herbst ist es der Staub von Beifuß, Spitzwegerich und anderen Kräutern, der dem Allergiker zusetzt.

Nichtsdestoweniger ist der Heuschnupfen keinesfalls typisch für ländliche Regionen mit intensivem Pollenflug, in Städten kann er sich sogar besonders stark entwickeln. Zwischen Häusern und Straßen wachsen zwar weniger Bäume und Gräser, doch dafür machen die Luftschadstoffe den Blütenstaub aggressiver. Wissenschaftler der Technischen Universität München verglichen die Pollen von Großstadtbirken mit denen von Bäumen, die jenseits vom Straßenverkehr in freier Natur standen. Das Ergebnis: Der durch Schadstoffe belastete »städtische« Blütenstaub setzte dreimal so viele Allergene frei, ganz zu schweigen davon, dass Großstadtsmog auch die Schleimhäute reizt und die Immunabwehr in einen permanenten Alarmzustand versetzt.

Wie bei allen allergischen Erkrankungen spielt beim Heuschnupfen auch das Erbgut mit: Bei Kindern, deren Elternteile beide Pollenallergiker sind, besteht eine Wahrscheinlichkeit von 80 Prozent, dass sich bei ihnen ein Heuschnupfen entwickelt.

Heilungschance durch Bienenluft

Diverse Fallberichte zeigen, dass die Inhalation von Bienenluft eine Option im Kampf gegen Heuschnupfen sein kann. Wissenschaftlich nachgewiesen ist, dass Bienenluft vor allem kleinste Propolis-Teilchen enthält, die eine entzündungshemmende Wirkung in den Atemwegen entfalten könnten. Klinische Belege für die allergiehemmende Wirkung der Bienenluft-Therapie gibt es jedoch nicht.

Anbieter und Anwendungsvorschläge finden Sie im Abschnitt »Bienenluft«, S. 96ff.

Honig zur Desensibilisierung

Honig enthält oft Pollen und Bestandteile des Bienenkörpers, und darauf reagieren einige Menschen allergisch, was nicht gerade nach einem Mittel klingt, dass einem Heuschnupfen-Patienten helfen könnte. Andererseits kann die niedrige Dosierung der Pollenbestandteile im Honig auch zu einer Desensibilisierung des Immunsystems führen und dadurch die Allergie abschwächen.

In einer Studie der *University of Malaysia* behandelte man 40 Heuschnupfen-Patienten vier Wochen lang mit einem Antihistamin, und gleichzeitig ließ man sie täglich ein Gramm Honig auf ein Kilogramm Körpergewicht oder aber die gleiche Menge eines ähnlich aussehenden Zuckersirups essen. Nach vier Wochen zeigten beide Gruppen ähnlich starke Verbesserungen in ihrer Allergie-Symptomatik, nach acht Wochen ging es jedoch der Honig-Gruppe deutlich besser als den Sirup-Probanden. Offenbar hatte also der Honig für eine nachhaltige Desensibilisierung des Immunsystems gesorgt.

Voraussetzung dafür ist jedoch, dass er auch wirklich die Pollen enthält, auf die der Patient allergisch reagiert. So wird, wie bereits erwähnt, neuseeländischer Manukahonig einem Patienten mit einer Allergie gegen Haselnuss, Erle oder Birke kaum helfen können. Er sollte vielmehr auf einen gemischten, in Deutschland geernteten Frühjahrshonig setzen. Für Gräserpollenallergiker eignet sich ein Spättrachtenhonig aus der Region.

Um die Risiken der Behandlung zu verringern, sollte man langsam und mit geringen Mengen Honig, beispielsweise 0,5 Gramm pro ein Kilogramm Körpergewicht beginnen. Höchstdosis sollte jedoch die von der malaysischen Studie vorgegebene Dosierung sein: Ein Gramm pro ein Kilogramm Körpergewicht pro Tag. Am besten verteilt auf drei Portionen, die nach den Mahlzeiten eingenommen werden.

Krebsvorsorge

Symptome, die auf eine Krebserkrankung im Frühstadium hinweisen können

- Schorfige Krusten oder Geschwüre, die nicht innerhalb von drei Wochen abheilen.
- Hautflecken oder Muttermale, die ständig größer werden, bluten oder jucken.
- Ein Knoten oder eine Schwellung unter der Haut.

- Chronische Schluckbeschwerden
- Länger andauernde Heiserkeit
- Länger anhaltender Husten
- Husten mit blutigem Auswurf
- Veränderungen im Stuhl, vor allem eine blutrote Verfärbung
- Zwischenblutungen nach der Menopause

Alle genannten Symptome können auch eine andere Ursache als Krebs haben, zur Absicherung der Diagnose ist daher in jedem Falle der Arzt aufzusuchen.

Ursachen

Eine wesentliche Rolle in der Entstehung von Krebs spielen freie Radikale, die entstehen, wenn unser Körper mit aggressiven Chemikalien konfrontiert wird, wie etwa Tabakqualm, Smog und Pestiziden. Oder wenn er aggressiv bestrahlt wird, wie es etwa beim Röntgen oder einem ausgiebigen Sonnenbad der Fall ist. Dann kommt es zu chemischen Reaktionen, in deren Folge freie Radikale entstehen, in deren Hülle ein Elektronendefizit herrscht. Sie bedienen sich daraufhin – zum Ausgleich ihres Mangels – an den Elektronen von anderen Atomen und Molekülen, was zu Veränderungen am Erbgut führen kann, in deren Folge entartete Zellen entstehen, also Zellen, die nicht mehr ihre ursprüngliche Funktion in einem Gewebe erfüllen, sondern aus der Reihe tanzen: Es kommt zum Krebsgeschwür oder bösartigen Tumor.

Gründe genug also, die freien Radikale unter Kontrolle zu bekommen. Hier, aber auch an anderen Stellen der Tumorentstehung, kann die Bienenmedizin wertvolle Hilfe leisten.

So hilft die Bienentherapie

Propolis lässt Krebszellen untergehen

Das Bienenprodukt blockiert die Verbindungen zwischen den Krebszellen und bringt sie zur sogenannten Apoptose. Dabei handelt es sich um ein genetisches Krebsschutzprogramm, durch das stark veränderte Zellen sich nicht weiter vermehren, sondern Selbstmord begehen und sich dadurch nicht zu bösartigen Geschwüren auswachsen können. Diesen Effekt kennt man bislang nur von Rotwein, Schokolade und grünem Tee, weil sie viele Polyphenole enthalten, aber für Propolis gilt das Gleiche.

Laut polnischen Forschern verstärkt das Bienenharz außerdem die Wirkungen von Temozolomid, einem erfolgreichen, aber auch nebenwirkungsreichen Medikament der Chemotherapie. Es wäre also denkbar, die Dosierung des Zytostatikums auf ein verträglicheres Maß herunterzuschrauben, indem man parallel Propolis verabreicht.

Nehmen Sie täglich dreimal 20 bis 30 Tropfen einer 30-prozenitgen Propolis-Lösung ein. Ihre Herstellung finden Sie im Abschnitt »Propolis«, S. 171.

Gelée royale wirkt frühzeitig

Die lange Lebensspanne der Bienenkönigin resultiert nicht zuletzt aus der besonderen Qualität ihres Futters, dem Gelée royale. Es stimuliert, ähnlich wie Propolis, die Apoptose, also jenes genetische Programm, das entartete Zellen in den Selbstmord treibt, bevor sie sich zum Krebsgeschwür ausgeweitet haben. Außerdem wirkt Gelée royale als Radikalefänger, der die Zellen vor dem Angriff aggressiver Sauerstoffverbindungen schützt, und es unterdrückt – quasi als Antisexualhormon – die Zellteilung von hormonabhängigen Geschwüren, wie etwa Brust- und Prostatakrebs. Die empfohlene Tagesdosis für die Krebsprävention liegt bei 300 bis 500 Milligramm pro Tag.

Metabolisches Syndrom

Symptome

Das Metabolische Syndrom bezeichnet verschiedene Krankheiten und Risikofaktoren für Herz- und Kreislauferkrankungen. Der griechische Begriff »metabolisch« bedeutet so viel wie stoffwechselbedingt, von einem Syndrom spricht man, wenn verschiedene Symptome zur gleichen Zeit auftreten, von denen jedes aber eine unterschiedliche Ursache haben kann.

Das Metabolische Syndrom zeigt sich typischerweise durch

- Starkes Übergewicht mit starker Fettbildung am Bauch

- Bluthochdruck (über 140/90)
- Erhöhter Blutzuckerspiegel (gestörter Zuckerstoffwechsel in Form einer Insulinunempfindlichkeit bzw. -Resistenz)
- Gestörter Fettstoffwechsel
- Häufig auch leicht erhöhte Harnsäure- und Entzündungswerte
- Und ebenfalls häufig: Verstärkte Blutgerinnung

Auf die Taille achten!

Eine große Rolle für die Diagnose des Metabolischen Syndroms spielt ein erhöhter Taillenumfang. Denn für das Herz-Kreislauf-Risiko ist weniger das Ausmaß des Übergewichts als vielmehr das Fettverteilungsmuster entscheidend: Gerade das überschüssige Fett im Bauchraum und an den inneren Organen gilt als gefährlich, weil es sehr stoffwechselaktiv ist und den Fett- und Zuckerstoffwechsel in Richtung Fettstoffwechselstörungen und Diabetes dirigiert.

Eine Messung des Bauchumfangs an der Taille gilt daher als einfacher und schneller Weg, eine erste Risikoeinschätzung für das Metabolische Syndrom vorzunehmen. Ein erhöhtes Risiko besteht bei Frauen ab einem Taillenumfang über 88 cm, bei Männern beginnt der »Risikobauch« bei 102 cm. In Deutschland überschreiten 30 bis 40 Prozent der Erwachsenen diese Risikoschwellen.

Ursachen

Hauptauslöser des Metabolischen Syndroms sind zu wenig körperliche Bewegung und Überernährung, man spricht von einer klassischen Wohlstandskrankheit. In Deutschland leiden etwa 30 bis 35 Prozent der Bevölkerung an einem Metabolischen Syndrom, Tendenz steigend. Hinzu kommt noch eine Dunkelziffer nicht erkannter Fälle, Männer und Frauen sind gleichermaßen betroffen. Am häufigsten entwickeln über 60-Jährige ein Metabolisches Syndrom, aber auch immer mehr Kinder und Jugendliche leiden unter der Erkrankung.

So hilft die Bienentherapie

Gelée royale entzuckert und entfettet

Das Königinnenfutter beeinflusst den Zucker- und Fettstoffwechsel auf seine ganz eigene, vielfältige Weise. So zeigten iranische Wissenschaftler, dass es seine Anwender weniger Fleisch, Wurst und andere fettreiche Nahrungsmittel essen lässt. Auf der anderen Seite senkt Gelée royale auch direkt den Blutzuckerwert, weil es ähnlich wirkt wie Insulin, und das enthaltene Royalactin hemmt die Fettaufnahme aus der Nahrung und die Cholesterinsynthese in der Leber. Es gibt nur wenige Substanzen (weder natürlichen noch industriellen Ursprungs), die einen derart umfassenden Einfluss auf das Metabolische Syndrom nehmen können.

Als tägliche Dosis empfiehlt sich anfangs eine Tagesration von 1.000 Milligramm, nach etwa einem Monat kann man dauerhaft auf 300 Milligramm heruntergehen. Die Einnahme erfolgt verteilt auf zwei Portionen, morgens und abends, jeweils nach den Mahlzeiten.

Mundgeruch

Symptome

- Schlechter, unangenehm riechender Atem
- Machen Sie den Mundgeruchstest, um herauszufinden, wie Ihr Atem ist: Spülen Sie den Mund, lassen Sie das Wasser langsam zwischen den Zähnen hin und her wandern, und spucken Sie es dann in einen Becher. Wenn aus dem Becher unangenehme Gerüche emporsteigen, ist auch Ihr Atem schlecht.

Ursachen

In etwa 90 Prozent der Fälle stammt der Mundgeruch auch wirklich aus dem Mund, und dort sitzen die Hauptschuldigen in der Regel auf dem Zungenrücken. Denn der wird nur selten vom Speichel gereinigt, und in seinen zahlreichen kleinen Fältchen können sich Bakterien gut ansiedeln. Auch aus ernährungstechnischer Sicht lässt es sich dort für Mikroben gut leben, fallen doch auf dem Zungenrücken nicht nur Essensreste für sie ab, sondern auch Sekrete, die aus den Nasengängen heruntertropfen. Ein unerschöpfliches Nahrungsreservoir, das die Mikroben beispielsweise in den wie faule Eier riechenden Schwefelwasserstoff umwandeln. Oder in die an Schweißfüße erinnernde Isovaleriansäure, oder sogar in Cadaverin, das man sonst in Tierkadavern findet.

Achtung, Geldschneiderei!

Mit dem schlechten Atem lässt sich viel Geld verdienen. Allein die US-Amerikaner geben 740 Millionen Dollar jährlich für Mundwässer aus und 625 Millionen Dollar für »Mundduftspender« wie Minzbonbons und Mundsprays, in Deutschland belaufen sich die Zahlen wahrscheinlich auf ein Drittel dieser Werte. Das meiste davon ist wohl pure Verschwendung, denn viele Leute schätzen die Häufigkeit des Mundgeruchsproblems falsch ein. Telefonische Umfragen in den USA ergaben, dass etwa jeder zweite US-Amerikaner teure »Atem freshener« in Form von Sprays und Spülungen zum Einsatz bringt. Jüngere Forschungen gehen jedoch davon aus, dass lediglich 23 Prozent der Menschen hin und wieder einen unangenehmen Geruch aus dem Mund verströmen, und auch das meistens nur nach einer stark gewürzten Mahlzeit oder am frühen Morgen, vor dem Frühstück. Lediglich sechs Prozent leiden unter dauerhaftem Mundgeruch.

Entschwefelnder Akazien- und Manukahonig
Beide Honigsorten konnten in einer Studie der japanischen Universität Kobe ihre Wirkung als Mundgeruchshemmer unter Beweis stellen. Demnach unterbinden sie im Mund das Wachstum von anaeroben Bakterien und stinkenden Schwefelverbindungen. Manukahonig wirkt dabei etwas stärker als Akazienhonig, der allerdings in der Regel von den Anwendern geschmacklich bevorzugt wird.

Die Anwendung: Verrühren Sie einen Teelöffel des Honigs in einem nicht ganz gefüllten Likörglas mit heißem Wasser. Trinken Sie dieses Glas in einem Zug, wobei Sie allerdings das Honig-Wasser-Gemisch vor dem Herunterschlucken noch für zehn bis 20 Sekunden im Mund halten und mit den Wangenmuskeln und der Zunge hin und her bewegen.

Muskelkater

Symptome

- Der »verkaterte Muskel« zeigt sich etwa 24 bis 36 Stunden nach der körperlichen Belastung.
- Typischerweise zeigt sich der Muskelkaterschmerz nicht durch punktuelles Auftreten an einzelnen Muskeln. Man hat vielmehr das Gefühl, dass er aus relativ großen Bereichen der Muskulatur kommt.
- Oft bemerkt man auch eine Schwellung des Muskels.

Ursachen

Muskelkater ist die schmerzhafte Folge von mikroskopisch kleinen Verletzungen. Diese Schäden werden durch nachgebende (exzentrische) Bewegungen (z. B. beim Skifahren, Bergabwandern und Treppensteigen) ausgelöst, ebenso durch hohe Milchsäurekonzentrationen aufgrund hoher Belastungen, ungewohnter Anstrengungen oder eines schlechten Trainingszustandes. Die betroffenen Muskelgruppen können ihre Stoffwechselprodukte dann nur noch unvollständig abtransportieren.

Der Spätzünder

Warum kommt es zum Muskelkater erst dann, wenn die sportliche Betätigung bereits 24 bis 36 Stunden zurückliegt? Nun, die Muskelfasern haben in ihrem Inneren keine Sinneszellen, die unser Gehirn über Schäden informieren könnten. Die einzigen infrage kommenden Sinneszellen sitzen am Faserrand, und diese müssen eben eine gewisse Zeit warten, bis die »Unfallnachricht« aus dem Faserinnern – beispielsweise in Gestalt von abtransportiertem Zellmaterial – bei ihnen angekommen ist.

So hilft die Bienentherapie

An der Universität Eulji südöstlich von Seoul verursachte man zunächst bei 20 Frauen einen Muskelkater, indem man sie ein exzentrisches, also nachgebendes Krafttraining absolvieren ließ. Danach behandelte man sie entweder per Ultraschall oder aber per Ultraschall und Bienengift-Akupunktur. Die Apipunktur-Gruppe entwickelte daraufhin deutlich weniger Muskelschmerzen, und auch ihre Gelenkbeweglichkeit war weniger eingeschränkt als bei der reinen Ultraschall-Gruppe. Das Bienengift hatte bei ihnen offenbar zu einer Muskelentspannung geführt, denkbar wäre aber auch, dass es die Entgiftungsprozesse im Körper stimuliert, in deren Folge dann auch die Milchsäure abgebaut wird.

Die Anwendung für den Hausgebrauch erfolgt am besten über Bienengiftsalben aus der Apotheke (Produkte im Abschnitt »Bienengift«, S. 95), denn eine Apipunktur sollte von einem dazu ausgebildeten Arzt oder Heilpraktiker durchgeführt werden. Die Salbe wirkt umso besser, je früher sie nach der beanspruchenden Sporteinheit zum Einsatz kommt. Man sollte sie also nicht erst auftragen, wenn bereits der Schmerz voll ausgebrochen ist, sondern erstmalig zwölf Stunden nach dem Sport und dann alle drei Stunden die Anwendung wiederholen.

Nervosität und Schlafstörungen

Symptome

- Innere Unruhe
- Schneller Puls, obwohl keine körperliche Aktivität erfolgt ist
- Schweißproduktion, obwohl keine körperliche Aktivität erfolgt ist
- Einschlaf- oder Durchschlafstörungen
- Tagsüber leichte Ermüdbarkeit

Ursachen

Stress
Die Schlaflosen selbst neigen dazu, den Stress für ihr Problem verantwortlich zu machen. Dies ist zwar relativ häufig der Fall, doch es gibt auch Krankheiten, die häufig Schlafstörungen in ihrem Gefolge haben – wie etwa Herzerkrankungen, Bluthochdruck, Asthma, Rheuma, Schnarchen und Gliederzucken.

Medikamente
Bestimmte Arzneimittel wie Beta-Blocker, Antibiotika, Aufputschmittel und Hormonpräparate (also auch die Anti-Baby-Pille) können ebenfalls Schlafprobleme fördern, genauso wie der übermäßige Genuss von Alkohol und Zigaretten.

Sättigungsgefühl

Leider wird auch oft der gut gemeinte Rat von Großmutter vergessen, nicht mit vollem Magen ins Bett zu gehen. Ein opulentes Mahl vor dem Zubettgehen beansprucht Magen und Kreislauf auf Kosten der Tiefschlafphasen – und sorgt außerdem noch für unappetitliche Albträume.

Prägende Kindheitserlebnisse

Oft sind es bei Jugendlichen und Erwachsenen nicht die bekannten Ursachen wie Prüfungsangst, Stress oder Liebeskummer, die den Schlaf verhindern, sondern bestimmte Kindheitserlebnisse. Wenn beispielsweise die Eltern ihr Kind regelmäßig ins Bett schicken, weil es ihnen lästig wird (»Geh jetzt endlich schlafen!«), kann dies zu einem verhängnisvollen Mechanismus der Schlaflosigkeit führen. Denn Befehle führen nicht selten zu Trotzreaktionen, und so kann es vorkommen, dass das Kind wohl ins Bett geht, dort aber mit allen Kräften wach zu bleiben versucht. Und dieser Mechanismus kann sich bis ins Erwachsenenalter fortsetzen, und zwar in der Weise, dass man sich regelmäßig mit Schlaflosigkeit bestraft, wenn man meint, lästig geworden zu sein oder etwas Falsches getan zu haben.

Falsche Ernährung

Übergewicht mobilisiert die Ausschüttung von Stresshormonen, die wiederum zu Schlafstörungen führen können. Menschen mit hohem Koffeinkonsum (etwa durch Energydrinks oder Cola-Getränke) schlafen kürzer als andere und haben oft Probleme mit dem Einschlafen. Am australischen *Perth's Telethon Institute for Child Health Re-*

search fand man einen Zusammenhang zwischen ADHS, Schlafstörungen und dem Konsum von Fast Food und Softdrinks. »Wir können allerdings nicht sagen«, betont Studienleiterin Wendy Oddy, »ob die ungesunde Ernährung die Aufmerksamkeits- und Schlafprobleme verursacht oder aber umgekehrt hyperaktive Kinder impulsiv und öfter zu ungesunden Nahrungsmitteln greifen«.

Der Einfluss von Fernsehen und Video

Lange Fernsehabende verkürzen allein wegen ihres Zeitaufwandes die Schlafdauer, ob es ihre Inhalte auch tun, ist unklar. Dies gilt auch für Videospiele: Ein australisches Forscherteam ließ 13 männliche Teenager zunächst 50 Minuten an die Spielkonsole und dann eine Woche später den eher beschaulichen Film »Die Reise der Pinguine« anschauen. Sie brauchten nach beiden Freizeitaktivitäten ungefähr 7,5 Minuten zum Einschlafen. Studienleiter Michael Gradisar betont allerdings, »dass die Jugendlichen in der Realität oft viel länger am Videospiel verbringen als 50 Minuten«.

So hilft die Bienentherapie

Perga und Bienenpollen

Aufgrund ihrer pflanzlichen Hormone können diese beiden Bienenprodukte vor allem bei hormonbedingter Nervosität helfen. In einer norwegischen Studie verab-

REZEPT

Dillsamen-Honig-Aufguss für nervöse Kinder

Ein Heilmittel aus der nordamerikanischen Volksmedizin. Es wurde früher Kindern verabreicht, damit sie bei der Predigt ruhig sitzen blieben.

Zutaten:

1 Teelöffel Dillsamen (*Anethi fructus*)
1 Tasse (200 Milliliter) Wasser
1 Teelöffel Honig

Die Dillsamen im Mörser zerstoßen und mit kochendem Wasser übergießen. 10 Minuten zugedeckt ziehen lassen, schließlich abseihen. Dosierung: Zwei Tassen pro Tag. Eine vor der Schule, die zweite eine Stunde vor der Nachtruhe.

reichte man 101 Frauen mit Prämenstruellem Syndrom entweder ein Pollenextrakt oder aber ein Plazebo. Bei den apitherapeutisch behandelten Probandinnen verbesserten sich gerade die PMS-Symptome Nervosität und Schlafstörungen, sie fühlten sich durch die Einnahme des Pollenextrakts deutlich entspannter und ausgeruhter als vorher.

Man kann sich die entsprechenden Extrakte aus der Apotheke (siehe Produkte unter Abschnitt »Bienenbrot und Pollen«, S. 75) oder auch Bienenbrot und Pollen beim Bio-Imker besorgen. Die empfohlene Tagesdosis wäre bei letztgenannter Alternative 10 bis 15 Gramm pro Tag, je nach Körpergewicht und Schwere der Symptome. Die letzte Ration sollte mindestens eine Stunde vor dem Schlafengehen eingenommen werden.

Rückenschmerzen

Symptome

- Chronische oder akute Schmerzen im gesamten Rückenbereich
- Hexenschuss: Die Schmerzen schießen regelrecht ins Kreuz hinein, blockieren die Lendenwirbelsäule.
- Die Schmerzen können in den Nacken und den Kopf oder in die Beine ausstrahlen.

Volksleiden Rückenschmerzen

Etwa 30 Prozent der Bevölkerung leiden in Deutschland unter Rückenschmerzen, die daraus entstehenden Kosten für Behandlung und Krankengeld belaufen sich auf fast 20 Milliarden Euro pro Jahr. Eine echte Volkserkrankung also.

Ursachen

Immer noch bemühen Ärzte bei der Ursachen-Erklärung für Rückenschmerzen das Bild vom »Verschleiß«, wonach sich die Bandscheiben zwischen den Wirbelkörpern im Laufe der Jahre immer weiter abnutzen, bis es am Ende zu Schmerzen kommt. Ein überholtes Bild, denn Befund und Befinden stimmen hier nur selten überein. Die mittels Röntgen, Computertomografie oder Kernspinfotografie »geschossenen« Bilder zeigen nämlich degenerative Wirbelsäulenveränderungen bei über 30 Prozent der Patienten, obwohl diese überhaupt keine Beschwerden hätten. Mit anderen Worten: Der Wirbelsäulenverschleiß mag wohl als alltäglicher und weitverbreiteter Alterungsprozess unleugbar zu sein, doch zur Erklärung von Rückenschmerzen taugt er nur wenig. Vielmehr scheinen nach neusten Untersuchungen Rückenbeschwerden vor allem in muskulären Verspannungen begründet zu sein, und die kommen entweder durch Bewegungsmangel oder aber – bei Sportlern – durch einseitige oder falsch ausgeführte Bewegungsabläufe zustande.

Ein weiterer wichtiger Entstehungsfaktor ist die Psyche. Studien der Universität Halle brachten heraus, dass sich unter Rückenpatienten besonders viele »fröhliche und depressive Durchhalter« befinden. Darunter versteht die medizinische Psychologie Menschen, die Probleme – und auch Schmerzen – gerne verdrängen. Während der »fröhliche Durchhalter« seinen Kummer mit vordergründiger Locker- und Glückseligkeit überspielt, neigen die »depressiven Durchhalter« zu Fatalismus, nach dem Motto: Was soll man schon machen, dagegen kann man ohnehin nichts ausrichten.

Bloß keine Ruhe!

Bettruhe ist bei Rückenschmerzen, auch bei akuten Vorfällen wie etwa Ischias und Hexenschuss, genau das Falsche, denn Schonung verlängert nur den Krankheitsverlauf. Besser ist es, so weit wie möglich aktiv zu bleiben, um die natürlichen Heilprozesse an der Wirbelsäule zu unterstützen. Eine finnische Studie dokumentiert, dass langfristig diejenigen Rückenpatienten den besten Krankheitsverlauf zeigen, die trotz der Schmerzen ihren gewohnten Alltagsgeschäften nachgehen. Am schlechtesten ging es hingegen in dieser Untersuchung jenen Patienten, denen völlige Schonung und Bettruhe verordnet wurde.

So hilft die Bienentherapie

Schmerzhemmendes Bienengift

In einer koreanischen Studie zeigte sich eine Bienengift-Akupunktur als wirksame Hilfe bei Rückenschmerzen. Studienleiter Byung-Kwan Seo von der *Kyung Hee University* in Gangdong vermutet als Erklärung für diesen Effekt, dass Bienengift nicht nur Entzündungen, sondern auch die Schmerzwahrnehmung im zentralen Nervensystem dämpft und eine Entspannung der tiefen Rückenmuskeln auslöst.

Prinzipiell kommt der Entspannungseffekt auch durch die Anwendung einer Bienengiftsalbe (die entsprechenden

Produkte finden Sie im Abschnitt »Bienengift«, S. 95) zum Tragen, um jedoch tiefer ins Gewebe vorzudringen und auch die Schmerzhemmung im zentralen Nervensystem auszulösen, bedarf es der Apipunktur. Wer also dauerhaft unter Rückenschmerzen leidet, kann auf die Salben und Cremes verzichten und sollte sich von einem dazu ausgebildeten Heilpraktiker oder Arzt apipunktieren lassen. Adressen findet man unter *https://apitherapie.de/dab-apitherapeuten.*

Sinusitis (Nebenhöhlenentzündung)

Symptome

Typische Zeichen sind gelegentliche Kopfschmerzen und das Gefühl, nicht frei durch die Nase atmen zu können. Drückt man auf Stellen ober- und unterhalb der Augen, spürt man einen leichten Druckschmerz.

Ursachen

Schleimstau in den Nasennebenhöhlen, der für Bakterien einen idealen Nährboden bildet. Der Schleimstau kann viele Ursachen haben, meistens geht ein Schnupfen oder eine allergische Reaktion voraus. Bei vielen Menschen liegt auch eine angeborene Verkrümmung bzw. Verengung des ableitenden Ganges vor.

Nasentropfen oder Nasenspray?

Schleimhautabschwellende Nasentropfen oder Nasensprays verschaffen am Anfang Erleichterung, doch längerfristig trocknen sie die Schleimhaut aus und machen sie dadurch noch entzündungsanfälliger.

So hilft die Bienentherapie

Antibiotischer Honig

Thymian- und Manukahonig haben aufgrund ihrer ätherischen Öle die typischen Keime einer Nasennebenhöhlenentzündung im Visier, wie etwa *Staphylococcus aureus* und *Pseudomonas aeruginosa*. Manukahonig bewährte sich in einer Studie der *University of Washington* in Seattle auch im klinischen Versuch am Menschen, er präsentierte sich dort als wirkungsvolle und risikoarme Alternative zu den bei Sinusitis üblicherweise eingesetzten Antibiotika.

Die Anwendung kann auf unterschiedliche Weise erfolgen: In leichteren Fällen kann es reichen, zweimal täglich einen Teelöffel Honig im Mund zergehen zu lassen sowie dreimal täglich etwas Honig auf ein Wattestäbchen zu träufeln und damit die Nasenlöcher zu benetzen. In hartnäckigeren Sinusitisfällen empfehlen sich aber schon Nasentropfen, Nasenspülungen oder Inhalation.

Nasentropfen mit Thymian- oder Manukahonig

Rühren Sie einen Teelöffel Honig in ein Likörglas mit Wasser. Träufeln Sie davon dreimal täglich mit einer Pipette mehrere Tropfen in die Nasenlöcher. Atmen Sie dabei tief durch die Nase, Sie sollten aber dabei nicht bewusst »hochschniefen«.

Inhalation mit Thymian- oder Manukahonig

Inhalieren Sie in einem gut temperierten Raum (mindestens 19 Grad). Die günstigste Zeit ist nachmittags zwischen 15 und 18 Uhr. Sie brauchen einen großen Topf (3 bis 5 Liter Fassungsvermögen) zum Erhitzen des Wassers. Legen Sie das Honigglas in Reichweite. Halten Sie ein großes Handtuch zur Abdeckung Ihres Kopfs parat.

Jetzt das Wasser aufkochen. Dann einen Esslöffel Honig einrühren. Stellen Sie den Topf auf einen Tisch. (Topfunterlage nicht vergessen!) Zum Inhalieren der Dämpfe halten Sie Ihr Gesicht über den Dampf und bedecken Kopf, Nacken, Oberkörper und den Topf mit einem großen Handtuch. Atmen Sie langsam und tief durch die Nase ein und durch den Mund aus.

Anwendungsdauer: 8 bis 10 Minuten. Danach 20 bis 30 Minuten Ruhe. Nach der Kopfdampfanwendung nicht direkt nach draußen an die frische Luft gehen, denn das könnte Ihren Bronchien schaden!

Nasenspülung mit Thymian- oder Manukahonig

Dazu müssen Sie zunächst einmal eine Spüllösung herstellen, indem Sie einen Teelöffel Honig in 250 Milliliter warmem Wasser einrühren. Und Sie brauchen natürlich eine »Nasendusche«, die es mittlerweile in unterschiedlichen Ausführungen gibt, von der Spülkanne aus Glas bis hin zur Kunststoffflasche mit Nasenaufsatz. Mit einem Finger das Ventil oder Loch an der Oberseite verschließen und das Gerät an der Nase ansetzen. Dann den Mund öffnen und Kopf leicht vom Gerät wegneigen. Schließlich das Ventil bzw. Loch öffnen und die Lösung laufen lassen. Die Lösung fließt nun über das andere Nasenloch wieder ab. Achten Sie darauf, dass Sie die Lösung einmal links und einmal rechts hineinfließen lassen.

Nach Gebrauch die Dusche mit fließendem warmem Wasser auswaschen und zwischen den Einsätzen trocknen. Zunächst mit zwei Nasenspülungen pro Tag anfangen, nach einer Woche auf eine reduzieren.

Venenerkrankungen

Symptome

- Die Beine sind geschwollen und fühlen sich schwer an, bei oberflächlichen Venen zeigt sich eine Rötung und Entzündung der Haut.
- Typische Empfindung bei Venenproblemen ist das Brennen in den Beinen, vor allem nach längerem Stehen.
- In schweren Fällen führt die Venenentzündung zu offenen Unterschenkelgeschwüren (Ulkus cruris).

Ändern Sie Ihren Lebensstil!

Wer in seinem Beruf lange sitzen oder stehen muss, sollte für häufige Unterbrechungen dieser Positionen sorgen und beim Sitzen nicht die Beine übereinander schlagen. Die Schuhe sollten keine Stöckelabsätze haben, außerdem empfiehlt sich, Wärme an den Beinen zu meiden, kalt zu duschen und täglich im Kneippschen Sinne Wasser zu treten. Das funktioniert auch in Dusch- und Badewannen: Kaltes Wasser bis zur Wadenhöhe einlaufen lassen, anschließend geht man im Storchengang ein bis sechs Minuten im Wasser spazieren, wobei ein Bein immer komplett aus dem Wasser gezogen wird. Damit der Storchengänger nicht ins Straucheln kommt, sollte der Wannenboden mit einer rutschfesten Unterlage gesichert sein. Im direkten Anschluss an die Übungen verpackt man die Füße in warme Socken.

Ursachen

Lange Zeit lautete die medizinische Lehrmeinung, dass Venenerkrankungen überwiegend physikalisch bedingt sind und durch eine Überfüllung des Venensystems in den Beinen hervorgerufen werden. Diese Erklärung reicht jedoch nicht mehr aus: Nach heutiger wissenschaftlicher Erkenntnis müssen bei Venenerkrankungen auch die aktiven Leistungen der Gefäßwand selbst betrachtet werden. Sie kontrolliert normalerweise den Stoffaustausch zwischen dem venösen Blut und dem umliegenden Gewebe, doch sie ist überaus anfällig für Gifte, Infekte und andere störende Einflüsse, und dadurch wird sie immer wieder durch Zellen des Immunsystems attackiert. Es kommt zu Entzündungen und Schädigungen, die Kontrollfunktionen der Gefäßwand werden stark eingeschränkt. Die Folge: Der Stoffaustausch gerät aus dem Gleichgewicht, aus dem venösen Blut wird Wasser ins umliegende Gewebe gedrückt, und die Fließeigenschaft des Blutes wird derart nachteilig beeinflusst, dass schließlich auch die großen Venen Probleme bekommen, es abzutransportieren.

So hilft die Bienentherapie

Propolis für den Blutfluss

Die Flavonoide von Propolis verbessern den Blutfluss und entlasten dadurch den Venenapparat. Nehmen Sie dreimal täglich 20 Tropfen einer 30-prozentigen Propolis-Lösung (Rezept im Abschnitt »Propolis«, S. 171) jeweils ein bis anderthalb Stunden vor der Mahlzeit.

Manuka-Auflagen

Bei Entzündungen und Geschwüren, die durch Venenerkrankungen hervorgerufen wurden, sollte der Honig direkten Kontakt zur Wunde haben. Für eine 10 mal 10 Zentimeter große Auflage werden in der Regel rund 20 Gramm Honig benötigt. Über die Auflage sollte ein fester Verband gelegt werden, um das Auslaufen des Honigs zu verhindern. Wechseln Sie die Auflage mindestens zweimal täglich;

bleibt die Bandage beim Verbandswechsel an der Wunde kleben, muss öfter gewechselt werden. Mit zunehmender Behandlungsdauer müssen die Verbände immer seltener gewechselt werden. Bei jedem Verbandswechsel den Resthonig mit Leitungswasser abspülen!

Verbrennungen

Symptome

Je nach Schweregrad der Verbrennung mehr oder weniger heftige Wunden mit starken Schmerzen.

- Bei Verbrennungen vom Grad 1 ist die Haut gerötet und schmerzt. Ein Beispiel ist ein gewöhnlicher Sonnenbrand.
- Verbrennungen zweiten Grades gehen mit Brandblasen einher. Hier gilt: Bloß nicht öffnen, denn es drohen Infektionen! Bei Grad 2a ist nur die Hautoberfläche geschädigt. Das Erkennungsmerkmal ist der rote Blasengrund, die betroffenen Hautbereiche tun bei Berührung weh. Wenn das betroffene Areal größer als eine Handfläche ist, sollte ein Arzt hinzugezogen werden. Dies ist bei Brandwunden vom Grad 2b in jedem Falle angezeigt, weil hier nicht nur die Hautoberfläche, sondern auch darunter liegende Schichten verletzt sind, was sich durch eine weißliche Verfärbung des Blasengrundes zeigt.

Alles Typsache!

Die Menschen reagieren auf Sonnenstrahlen sehr unterschiedlich:

Typ I – weiche und blasse Haut, rötliche Haare – darf lediglich für 5 bis 10 Minuten ungeschützt in der Sonne bleiben, danach kommt der Sonnenbrand.

Typ II – helle Haut, blonde bzw. braune Haare – hat eine Eigenschutzzeit von 10 bis 20 Minuten.

Typ III – hellbraune Haut, blonde bzw. braune Haare – hat eine Eigenschutzzeit von 20 bis 30 Minuten.

Typ IV – hellbraune (»wettergegerbte«) bis olivenfarbene Hautfarbe, dunkle Haare – darf immerhin ungeschützt 30 bis 45 Minuten in der Sonne bleiben.

- Brandwunden vom Grad 3 und 4 sollten immer ärztlich – und dies so schnell wie möglich! – behandelt werden. Der Grad 3 zeigt sich an weißen Hautstückchen, die sich ablösen, und die verletzten Hautregionen sind schmerzfrei, weil sie bereits abgestorben sind. Bei Verbrennungen vierten Grades hinterlässt die Hitzeeinwirkung verkohlte Haut und tief reichende Gewebeschädigungen.

Ursachen

Verbrennungen durch heiße Gegenstände, Verbrühungen durch heißes Fett oder Kochwasser sowie heiße Dämpfe (z.B. aus Bügeleisen) und natürlich eine übermäßige Sonnenbestrahlung. Das Sonnenlicht enthält zwei Typen ultravioletter Strahlung: UV-A und UV-B. UV-A gilt als Hautbräuner, während UV-B recht schnell zu Hautirritationen führt. Darüber hinaus produziert die Sonne mit ihren Infrarotstrahlen eine Hitze, die der Haut Feuchtigkeit entzieht und sie dadurch anfälliger für Entzündungen macht.

So hilft die Bienentherapie

Manuka-Auflagen
Sie wirken keimtötend und fördern die Wundheilung. Dosierung: 20 Gramm Honig für 10 mal 10 Zentimeter Auflagenfläche. Der Honig hat direkten Kontakt zur Haut! Über die Auflage sollte ein fester Verband gelegt werden.

Wechseln Sie die Auflage mindestens zweimal täglich; bleibt die Bandage beim Verbandswechsel an der Wunde kleben, muss öfter gewechselt werden. Mit zunehmender Behandlungsdauer müssen die Verbände immer seltener gewechselt werden. Bei jedem Verbandswechsel den Resthonig mit Leitungswasser abspülen!

Wechseljahresbeschwerden

Symptome

- Hitzewallungen mit Schweißausbrüchen
- Depressive Verstimmungen
- Reizbarkeit
- Schlafstörungen
- Nervosität
- Mangelnde Hautdurchblutung
- Haarausfall, brüchige Fuß- und Fingernägel
- Osteoporose
- Bluthochdruck
- Trockene Schleimhäute
- Harninkontinenz
- Nachlassende sexuelle Lust
- Arteriosklerose

Die genannten Symptome treten nur selten gemeinsam auf, bei den meisten Frauen dominieren Hitzewallungen, Reizbarkeit, Schlafstörungen, depressive Verstimmungen und trockene Schleimhäute.

Ursachen

Hauptursache ist das Nachlassen der Östrogenproduktion in den Eierstöcken, die Stärke der Symptome hängt jedoch mit der jeweiligen psychischen Situation der Frau zusammen. Das weibliche Klimakterium wird oft nur dann zu einem Gesundheitsproblem, wenn die Frau psychisch Probleme damit hat, sich von ihrer Fruchtbarkeit zu verabschieden.

Wer raucht, ist früher dran!

Nikotin gehört zu den Stoffwechselgiften und nimmt daher auch Einfluss auf die Wechseljahre. Die gefährlichen Begleitsymptome Arteriosklerose und Bluthochdruck werden durch die ständige Nikotinzufuhr noch weiter verschärft, außerdem kommen Raucherinnen im Durchschnitt zwei Jahre früher in die Wechseljahre als Nichtraucherinnen.

So hilft die Bienentherapie

Bienenbrot und Perga
Die beiden Bienenprodukte enthalten entzündungshemmende Polyphenole und hormonähnliche Phytoöstrogene und können dadurch bei klimakterischen Beschwerden der Frau hilfreich sein. In klinischen Studien brachten sie deutliche Verringerung zentraler Symptome wie Schlafstörungen, Reizbarkeit und Hitzewallungen – und im Unterschied zu konventionellen Hormonpräparaten sind bei Bienenbrot und Pollen keine Nebenwirkungen zu befürchten.

Nehmen Sie täglich 10 bis 15 Gramm Perga oder Pollen. Man kann sie ins Frühstücksmüsli einrühren, allerdings sollte man das schon am Abend tun, weil beim Einweichen über Nacht mehr Wirkstoffe freigesetzt werden.

Gelée royale als natürliche Hormonquelle

Gelée royale enthält 10-Hydroxydecansäure und andere Fettsäuren, die im Körper an den gleichen Rezeptoren andocken wie Östrogen. Dadurch hilft das Bienenprodukt nicht nur bei Brustspannen und Hitzewallungen, sondern bei Stimmungsschwankungen und erhöhten Blutfettwerten. Laut einer japanischen Studie erhöht es zudem die Stabilität der Knochen, was zwar die Osteoporose der Wechseljahre nicht stoppt, aber dafür das mit ihr einhergehende Knochenbruchrisiko senkt. Als Tagesdosierung empfehlen sich 500 bis 1000 Milligramm pro Tag, je nach Schwere der Symptome, aufgeteilt auf zwei Portionen, jeweils 20 bis 30 Minuten vor den Mahlzeiten.

Eine Vaginal-Creme mit Gelée royale verbessert außerdem die Scheiden-, Blasen- und Sexualfunktionen von Frauen während des Klimakteriums. Man kann entsprechende Produkte mittlerweile auch im Handel beziehen, sie sollten mindestens fünf Prozent Gelée royale enthalten. Sie können aber die Creme auch selbst herstellen (Abschnitt »Gelée royale«, S. 132). Dosierung: Zwei- bis dreimal pro Tag in dünner Schicht auftragen. Oder aber, man trägt die Creme auf ein Tampon auf, der dann in die Scheide eingeführt wird.

Zahnfleischentzündung (Gingivitis)

Symptome

Das Zahnfleisch ist gerötet und zeigt Schwellungen. Beim Biss in ein »knackiges« Lebensmittel (z.B. eine Möhre oder einen Apfel) kann es zur Blutung kommen. Eine chronische Gingivitis verursacht zumeist keine Schmerzen, sodass sie oft unbemerkt verläuft.

Ursachen

Hauptursache der Zahnfleischentzündungen sind bakterielle Zahnbeläge und Zahnstein, und diese sind wiederum meistens die Folge von ungenügender Zahnpflege. Auch falsch sitzende Zahnfüllungen können zu Zahnfleischentzündungen führen.

Die im Zahnbelag enthaltenen Bakterien bilden giftige Stoffe, die zunächst nur eine oberflächliche Entzündung am Zahnfleisch verursachen. Doch auch oberflächliche Entzündungen reichen aus, um das Gewebe längerfristig zu schwächen. Das Zahnfleisch löst sich schließlich vom Zahn, um sogenannte Zahnfleischtaschen auszubilden, die für Parasiten einen ideal befeuchteten und erwärmten Aufenthaltsort darstellen. Hier kann es dann zu starken Blutungen und schweren Schmerzen kommen – der ausgereiften Parodontitis.

Honig als Zahnfleischgel

In einer ägyptischen Studie an 20 Frauen zeigte Honig, dass er typische Gingivitis-Bakterien ähnlich wirksam ausschalten kann wie ein Antibiotikum aus der Apotheke, in einigen Fällen reagierten die Keime gegenüber dem Bienenprodukt sogar deutlich empfindlicher. Außerdem bestätigte sich, dass sein Verzehr nicht zu einem problematischen Säurewert an den Zähnen führt, also trotz seines hohen Zuckeranteils keine Karies provoziert. Das Forscherteam um AL-Dany Atwa von der Universität Al-Ahzar in Kairo ließ allerdings seine Probandinnen den Honig pur (in einer Dosis von 10 Gramm) essen, also ohne Brot. Außerdem verwendete man ein Produkt aus der Region, was für die Zusammensetzung des Honigs heißt, dass die Bienen ihn vor allem aus aromatischen Pflanzen wie Kamille, Thymian, Eukalyptus, Senf und Niembaum gewinnen, die wegen ihrer ätherischen Öle als Heilpflanzen eingesetzt werden. Ägyptischen Honig kann man mittlerweile auch bei uns beziehen, doch die ägyptischen Imker beklagen, dass oft chinesische Imitate auf dem Markt sind. Achten Sie daher genau auf die Packungsaufschriften, es sollte die real existierende Adresse eines ägyptischen Imkers darauf stehen.

Verwenden Sie den Honig jedes Mal nach den Mahlzeiten. Schlucken Sie ihn nicht sofort herunter, sondern lassen Sie ihn vorher für etwa 20 Sekunden im Mund kreisen.

Honig und Wachs als Kaugummi

In einer neuseeländischen Studie ließ man die Probanden ein speziell gefertigtes Manukahonig-Kaugummi kauen. In der Folge gingen nicht nur die Zahnplaques, sondern auch die Zahnfleischblutungen zurück. Manukahoney-Chewing-Gums gibt es mittlerweile auch im Handel, aber die Herstellung eines eigenen Manukahonig-Kaugummis ist auch nicht sonderlich schwer.

REZEPT

Manuka-Kaugummi

Nehmen Sie einfach ein kommerzielles Kaugummi (ohne Zucker!) oder – was noch apitherapeutischer ist! – ein Stück Bienenwachs und bestreichen Sie es mit Manukahonig, bevor Sie es in den Mund stecken. Dosierung: Dreimal pro Tag nach den Mahlzeiten. Fünf bis zehn Minuten lang kauen.

Propolis für Spülungen und Zahnpasten

Das antibiotische Bienenprodukt hemmt das Wachstum von Gingivitis-Bakterien sowie bereits bestehende Zahnfleischentzündungen. Propolis-Spülungen sind für die Mundhygiene ähnlich effektiv wie die üblichen Chlorhexidin-Mundwässer, bei weniger Nebenwirkungen (wie etwa Ablagerungen auf Gebiss und Zunge). Propolis-Zahnpasten zeigten sich in diversen Studien als wirkungsvolle Gingivitis- und Karies-Prophylaxe.

Mittlerweile gibt es diverse Zahn- und Zahnfleischpflegeprodukte im Handel, die auf Propolis-Grundlage produziert wurden. Man kann sie aber auch ohne größeren Aufwand selbst herstellen.

REZEPT

Propolis-Mundspülung

Geben Sie zwei Tropfen alkoholischer Propolis-Lösung (Herstellung im Abschnitt »Propolis«, S. 171) auf die Zahnpasta, die Sie bereits auf Ihre Zahnbürste gedrückt haben. Und eine Spüllösung stellen Sie her, indem Sie drei bis vier Tropfen alkoholischen Propolis-Extrakt in ein Likörglas warmes Wasser geben. Die Anwendung erfolgt jeweils nach den Mahlzeiten.

Anhang

Literaturverzeichnis

Abdelatif, Mohamed u.a., *Safety and efficacy of a new honey ointment on diabetic foot ulcers: a prospective pilot study*, J Wound Care, 2008: 17(3)

Ahmadnia, Hassan u.a., *Wonderful Effects of Royal Jelly on Treatment of Male-Factor Related Infertility*, Austin J Reprod Med Infertil, 2015: 2 (6)

Al-Hariri, Mohammed, *Immune's-boosting agent: Immunomodulation potentials of propolis*, J Family Community Med. 2019: 26(1)

Al-Himyari, Fizel, *The use of honey as a natural preventive therapy of cognitive decline and dementia in the middle east*, Alzheimer's & Dementia, 2009: 5(4)

Ali, Basma M Mohammad *u.a., Significance of topical propolis in the treatment of facial acne vulgaris*, Egyptian Journal of Dermatology and Venereology 2015: 35

Arenberger, Petr, *Comparative Study with a Lip Balm Containing 0.5% Propolis Special Extract GH 2002 versus 5% Aciclovir Cream in Patients with Herpes Labialis in the Papular/Erythematous Stage*, Curr Ther Res Clin Exp. 2017: 88

Arshiya Ara, Syeda u.a., *Use of Apitherapy as a Novel Practis in the Management of Oral Diseases: A Literatur Review*, Journal of Contemporary Dentistry, 2013: 3(1)

Atwa, Al-Dany A. u.a., *Effect of honey in preventing gingivitis and dental caries in patients undergoing orthodontic treatment*, The Saudi Dental Journal, 2014: 26

Billiard, Raimund, *Die Biene und die Bienenzucht im Altertume*. Neudruck der historischen Ausgabe. Bremen, 2012

Bogdanov, Stefan u.a., *Bienenprodukte und Gesundheit*. AlpForum, 2006: 41

Bogdanov, Stefan u.a., *Honey for nutrition and health*, J Am Coll Nutr, 2008: 27(6)

Bort, Rosemarie, *Honig, Pollen, Propolis. Sanfte Heilkraft aus dem Bienenstock*, Stuttgart, 2010

Boukraâ, Laïd (Hrsg.), *Honey in Traditional and Modern Medicine*, London, 2016

Cai, Tommaso u.a., *The role of flower pollen extract in managing patients affected by chronic prostatitis/chronic pelvic pain syndrome: a comprehensive analysis of all published clinical trials.* BMC Urol, 2017: 17

Campos, Maria u.a., *What is the future of Bee-Pollen?*, Journal of ApiProduct and ApiMedical Science, 2010: 2(4)

Chen, Shih-Yin u.a., *Treatment of Rheumatoid Arthritis by Beevenom Acupuncture*, Zhen Ci Yan Jiu, 2018: 43(4)

Cornara, Laura u.a., *Therapeutic Properties of Bioactive Compounds from Different Honeybee Products*, Front Pharmacol, 2017: 8

Dube, Olaf Nils, *Bienen und Menschen. Eine Freundschaft*, Berlin, 2018

English, Helen u.a., *The effects of manuka honey on plaque and gingivitis: a pilot study*, J Int Acad Periodontol, 2004: 6(2)

Fratini, Filippo u.a., *Beeswax: A minireview of its antimicrobial activity and its application in medicine*, Asian Pac J Trop Med. 2016:9(9)

Fratini, Filippo u.a., *Royal Jelly: An ancient remedy with remarkable antibacterial properties*, Microbiological Research, 2016 Nov: 192

Gerhardsen, Gerhardt, *The efficacy of Femal in women with premenstrual syndrome: a randomised, double-blind, parallel-group, placebo-controlled, multicentre study*, Adv Ther. 2008: 25(6)

Gesellschaft gelehrter und praktischer Kaufleute (Hrsg.), *Encyklopädie für Kaufleute und Fabrikanten*, Leipzig, 1835

Hainbuch, Friedrich, *Bienengift in der Komplementärmedizin*, Zeitschrift für Komplementärmedizin 2016: 08(05)

Hellner, Markus u.a., *Apitherapy: Usage and Experience in German Beekeepers*, Advance Access Publication 30 June 2007

Horn, Helmut und Cord Lüllmann, *Der Honig: Imker/ Analytik/ Gesetz/ Gesundheit*, Bremen, 2017

Jones, R., (2001) *Honey and healing through the ages*, In Munn, P; Jones, R (eds) Honey and healing, IBRA International Bee Research Association; Cardiff, GB; pp 1-4.

Kamakura, Masaki, *Royalactin induces queen differentiation in honeybees*, Nature, 2011: 473 (7348)

Kocot, Joanna u.a., *Antioxidant Potential of Propolis, Bee Pollen, and Royal Jelly: Possible Medical Application*, Oxidative Medicine and Cellular Longevity, 2018: Article ID 7074209

Krämer-Eis, Inge, *Die Apitherapie. Neue medizinische Erkenntnisse zur Heilung aus der Bienenapotheke*, Trier, 2012

Kreider, Richard u.a., *Honey: An Alternative Sports Gel*, Strength and conditioning journal, 2002: 24(1)

Kuropatnicki, Andrzej u.a., *Historical aspects of propolis research in modern times*, Evid Based Complement Alternat Med. 2013: 964149

Lee, Victoria u.a., *Manuka honey sinus irrigation for the treatment of chronic rhinosinusitis: a randomized controlled trial*, Forum Allergy Rhinol. 2017: 7(4)

Lund, Arne, *Natürlich heilen mit Honig*, München, 1997

Maleki, Vahid u.a., *Effects of Royal jelly on metabolic variables in diabetes mellitus: A systematic review*, Complementary Therapies in Medicine, Jan. 2019: 43

Malone, Michael und Gary Tsai, *Wound healing with Apitherapy: A Review of the Effects of Honey*, Journal of Apitherapy, 2016: 1(1)

Martell, Dr. P., *Die Biene im Altertum*, Entomologischer Anzeiger, 1929: 9

Martinoti, Simona u.a., *Honey: an effective regenerative medicine product in wound management*, Current Medicinal Chemistry, May 2018

Math, Mahantayya u.a., *Oesophagus: Heartburn and Honey*, 05 January 2002

Meo, Sultan Ayoub u.a., *Role of honey in modern medicine*, Saudi Journal of Biological Sciences, 2017: 24

Münstedt, Karsten und Sven Hoffmann, *Bienenprodukte in der Medizin*, Aachen, 2018

Münstedt, Karsten u.a., *Honey in the management of side effects of radiotherapy- or radio/chemotherapy-induced oral mucositis. A systematic review*, Complement Ther Clin Pract. 2019: 34

Munn, Pamela und Richard Jones, *Honey and healing*, Northern Bee Books, 2001

Oberrisser, Wolfgang, *Imkerei-Produkte. Verarbeitung von Honig, Pollen, Wachs und Co*, Graz-Stuttgart, 2015

Pasupuleti, Visweswara Rao u.a., *Honey, Propolis, and Royal Jelly: A Comprehensive Review of Their Biological Actions and Health Benefits*, Oxidative Medicine and Cellular Longevity, 2017: Article ID 1259510

Pasupuleti, Visweswara Rao u.a., *Biological and therapeutic effects of honey produced by honey bees and stingless bees: a comparative review*, Revista Brasileira de Farmacognosia, 2016: 26

Przybilla, Bernhard u.a., *Diagnose und Therapie der Bienen- und Wespengiftallergie*, Allergo Journal 2011: 20(6)

Seo, Byung-Kwan, *Efficacy of Bee Venom Acupuncture for Chronic Low Back Pain: A Randomized, Double-Blinded, Sham-Controlled Trial*, Toxins (Basel), 2017: 9(11)

Seyyedi, Fatemeh u.a, *Comparison of the Effects of Vaginal Royal Jelly and Vaginal Estrogen on Quality of Life, Sexual and Urinary Function in Postmenopausal Women*, J Clin Diagn Res., 2016: 10(5)

Shimizu, Saki, *Royal jelly does not prevent bone loss but improves bone strength in ovariectomized rats*, Climacteric, 2018 Oct 9: 1-6

Silici, Sibel, *Antioxidative effect of royal jelly in cisplatin-induced testes damage*, Urology, 2009: 74(3)

Weissenstein, Anne u.a., *Medical honey and its role in paediatric patients*, 2014: 23(6)

Wirz, Johannes, *Bienen verstehen, wesensgemäß imkern*, Elemente der Naturwissenschaft, 2014: 101

Wohlwend, Maria, *Die Heilkraft des Propolis*, Nendeln, 2012

Yakoot, Mostafa u.a., *Effect of Memo®, a natural formula combination, on Mini-Mental State Examination scores in patients with mild cognitive impairment*, Clin Interv Aging, 2013: 8

Zabaiou, Nada u.a., *Biological properties of propolis extracts: Something new from an ancient product*, Chemistry and Physics of Lipids 2017: 207

Zhang, Shuai u.a., *Bee venom therapy: Potential mechanisms and therapeutic applications*, Toxicon, 2018: Jun 15;148

Zhu Fang und Siriwat Wongsiri, *A Brief Introduction to Apitherapy Health Care*, Journal of Thai Traditional & Alternative Medicine, 2008: 6(3)

Register

Abführmittel 148
Abstillen 163
Abwehrschwäche 177ff.
Akazienhonig 149, 155, 218f., 234
Akne 179ff., 184
Akupunktur 84ff., 91, 236, 243
Allergien 75f., 93, 96, 99, 130, 146, 152, 168, 172, 185f., 215f., 223, 225f.
Alzheimer 71f.
Anämie 74, 149, 200ff.
Anti-Aging 117, 121, 128f.
Antibiotikum 67f., 100, 108f., 144, 182
Antikörper 63, 93, 178
Aphthen 42, 134f., 184ff.
Apipunktur 76, 83, 85ff., 91f., 94, 236, 244
Apitherapie 9ff., 38ff., 46, 48ff., 57ff., 94
Arbeitsbienen 18ff., 28f., 57, 101, 117
Arteriosklerose 71f., 74, 122, 148, 150, 187ff., 253f.
Arthritis 46f., 85f., 191f.
Asthma 41, 99, 130, 223, 237
Atemwegsinfekte 64, 96, 150, 203f., 225
Aufstoßen 112f., 211, 214
Augenerkrankungen 40, 42, 133, 166
Ayurveda 9, 40, 107
Azaleenhonig 44

Backäpfel mit Honig 207
Bestäubung 16, 21f., 33, 36, 96
Bienen 15ff., 23, 34, 50, 106
Bienenbrot 58f., 63f., 70f., 74f., 189, 240f., 254
Bienengift 11, 41, 46f., 75ff., 78ff., 85ff., 90ff., 193f., 216f., 236, 243f.
Bienengiftsalben 88, 92, 94f., 193f., 216f., 236, 243
Bienenkönigin 18ff., 34, 54, 116ff., 119, 127f., 229
Bienenluft-Therapie 96ff., 225
Bienensterben 23ff.
Bienenstich (Gift) 19
Bienenwachs 100ff., 107ff., 110ff., 214, 217
Bienenwachssalbe 114
Bio-Imkerei 52f.
Blasenentzündung 149f., 197ff., 200
Blutarmut 74, 149, 200ff.
Blutgefäße 64, 82, 122, 124f., 148, 187ff., 201, 206
Bluthochdruck 230, 237, 253f.
Blutzuckerspiegel 124, 142, 180f., 230f.
Brandwunden 107, 250ff.
Buchweizenhonig 49, 147, 149, 190, 204, 208

Calendulahonig 217f.
Chemotherapie 167, 177, 228
Cholesterin 64, 74, 122, 124f., 148f., 188ff.

Cholin 143
Cystus 186f., 206

Darmflora 67, 145
Demenz 129f.
Dermatitis 92, 111f., 215ff.
Diabetes 74, 123f., 129, 165, 230
Dillsamen-Honig-Aufguss 240
D-Mannose 198ff.

Eberraute 208
Eisenmangel 63, 201f.
Empfängnisverhütung 39f.
Entzündungshemmer 45ff., 68, 82, 85f., 92, 97, 112, 123, 146f., 181, 186, 193, 195, 205, 207, 217, 219, 225, 254
Enzyme 11, 49, 57, 63f., 81f., 137, 144, 151, 164f.
Erkältungen 166, 177, 203ff., 208
Eukalyptushonig 149, 198, 204

Fehlgeburten 63
Fermentation 58
Fernseh-/Videokonsum 239
Fettsäuren 62f., 102, 106, 117, 122, 125, 255
Flavonoide 120, 142, 164f., 205, 249
Folsäure 61, 63f., 185
Freie Radikale 71ff., 122, 129f., 188f., 227ff.
Fruchtbarkeitssteigerung 127f.
Fructose 141, 153
Fußpilz 111, 209ff.

Gastritis 112, 211f.
Gelée royale 20, 115ff., 120ff., 123ff., 130ff., 189f., 229, 231, 255
Gelée-royale-Salbe 132
Gelenkerkrankungen 46, 77f., 85ff., 94f., 107, 191ff., 236
Genitalherpes 166
Geschwüre 42, 44f., 68, 123, 134, 162, 226ff., 249
Gesichtsmaske mit Kurkuma 183
Gingivitis 256ff.
Ginkgo 129f.
Ginseng 129f.
Glykämischer Index (GI) 141f., 180f.
Grauer Star 71f., 135
Grüner Tee 219

Harnwegsentzündungen 110, 126, 149f., 166, 169, 197f.
Hautekzeme 92, 111f., 215ff.
Hauttypen 251
Heidehonig 149, 198, 202, 205
Heilpflanzentherapie 49
Heiserkeit 207, 227
Hepatitis 70f., 74, 149f.
Heuschnupfen 75, 130, 151f., 222ff.
Hexenschuss 241, 243
Hitzewallungen 70, 253ff.
HNO-Infektionen 42, 107, 134, 203ff.
Honig 133ff., 140ff., 149ff.
Honigbienen 15ff., 23, 34, 50, 106
Haniglösung 152
Honigproduktion 35
Honigtau 11, 57, 137f., 142f.
Honigwein 30, 32, 42, 158
Husten 49, 141, 147, 149f., 203ff., 208, 227

Imkerei 26ff., 34ff.
Immunschwäche 177ff.

Immunsystem 164f., 167, 172, 177f., 191f., 194, 220f., 223, 225f., 249
Inhalation mit Honig 246
Insulin 64, 124, 142, 167, 230f.
Ischias 243

Juckreiz 92, 112, 168, 182, 209, 215ff., 226

Kaffee 213
Karies 151, 157, 257f.
Kastanienhonig 149, 202
Keime 108ff., 159ff.
Kindheitserlebnisse 238
Kleehonig 145, 149, 186, 214
Konservierung 11, 40, 45, 136, 155
Kornblumenhonig 147, 149, 159, 198
Krankenhauskeime 110f.
Krebs 69, 72, 136, 164f., 167, 226ff.
Kristallisation 154f.

Lavendelhonig 149
Lidentzündung 194ff.
Lindenhonig 149, 205f.
Lippenherpes 166, 220ff.
Löwenzahnhonig 145, 150, 214

Magengeschwüre 145, 202, 212
Magenschleimhautentzündung 112, 211f.
Manuka-Auflagen 252
Manukahonig 49, 141, 143ff., 150, 152, 182, 184, 186, 195, 205, 226, 234, 245f., 258
Manuka-Kaugummi 258
Medihoney 146, 156f.
Metabolisches Syndrom 229ff.
Mineralien 62ff., 138, 143, 169
Multiple Sklerose 90f.
Multiresistente Keime 108f.
Mundgeruch 149f., 232ff.
Muskelkater 88, 234ff.
Muskelschmerzen 88, 94, 108, 236

Nasenspray 159, 166, 245
Nasenspülung mit Honig 246f.
Nasentropfen 157, 245f.
Nebenhöhlenentzündung 99, 108, 224ff.
Nektar 16f., 21, 57, 137f., 142f.
Neonicotinoide 24f.
Nervosität 74, 237ff., 253
Neuropathien 90f.
Nikotin (Tabak) 213, 254

Oolong 218f.
Osteoporose 126, 253, 255
Östrogen 125ff., 253ff.
Oxidativer Stress 71f., 124, 128, 142, 188f.

Parkinson 72, 82, 89ff.
Perga 58f., 74, 239f., 254
Pestizide 24f., 36, 52, 71, 73, 120, 216, 227
Pilzinfektionen 166
Plaques 188ff.
Pollen 16ff., 57ff., 67ff., 74f., 100f., 140f., 151f., 189f., 224ff., 239ff., 254
Polyphenole 49, 64f., 69ff., 73, 120, 122, 181, 187, 189f., 219, 228, 254
Potenzstörungen 69, 135
Präbiotika 66f., 145
Prämenstruelles Syndrom (PMS) 125f., 240
Propolis 27, 48, 97, 111, 159ff., 167ff., 178f., 181f., 198f., 210f., 221f., 228f., 249, 258f.

Propolis-Mundspülung 258f.
Propolis-Saft 199
Propolis-Salbe 173
Propolis-Tropfen 171
Prostataerkrankungen 47, 64, 68f., 229
Proteine 61f., 66, 120f.
Psoriasis 112, 217

Rapshonig 145, 150, 214
Reflux 112f., 213f.
Rettich 206
Rheuma 46, 68, 77, 86, 106, 108, 163, 165, 191, 237
Royalactin 118, 120, 124f., 231
Rückenschmerzen 77, 87ff., 241ff.

Sättigungsgefühl 238
Scheidentrockenheit 126f.
Schlafstörungen 70, 74, 149, 158, 237ff., 253f.
Schnupfen 108, 144, 159, 203ff., 206f., 244
Schuppenflechte 112, 217
Schwangerschaft 63, 128, 185
Schwarzer Tee 219
Sinusitis 99, 108, 224ff.
Sodbrennen 135, 149f., 211ff.
Sonnenblumenhonig 150, 190
Sonnenbrand 44, 250f.
Sportlernahrung 148
Spurenelemente 62ff.
Stress 177, 179, 215, 237, 238

Terpene 164f., 167
Thymianhonig 150, 186, 205, 245ff.
Tierschutz 50ff.
Traditionelle Chinesische Medizin (TCM) 9, 41, 108, 133f.
Traditionelle Tibetische Medizin (TTM) 41
Tualanghonig 150, 156, 159, 186, 195f., 198

Übergewicht 141f., 149, 229f., 238
Unfruchtbarkeit 40, 128
Urban Beekeping 36

Vaginal-Creme 255
Varroamilbe 54, 100, 113
Venenerkrankungen 150, 247ff.
Verbrennungen 107, 250ff.
Verspannungen 88, 242
Verstopfung 133, 135, 148, 211
Vitamine 61, 63f., 120ff., 143, 169, 185, 190

Wachstherapie 107f.
Warzen 165f.
Wechseljahresbeschwerden 70, 74, 125f., 150, 185, 253ff.
Wespen 18f., 31, 93
Wildbienen 23
Wundbehandlung 27, 40f., 44, 107, 109, 123, 133, 144ff., 150, 156f., 162f., 249ff.

Zahnfleischentzündung 151, 192, 256, 258
Zahnmedizin 38f., 107, 150f., 256ff.
Zink 62, 64